당신도 **한생명**을
구할수 있다

당신도 한 생명을 구할 수 있다

지 은 이 | 박성무
펴 낸 이 | 김원중

기   획 | 허석기
편   집 | 이은림
디 자 인 | 안은희
제   작 | 김영균
관   리 | 차정심
마 케 팅 | 박혜경, 김선미

초판인쇄 | 2017년 6월 16일
초판발행 | 2017년 6월 23일

출판등록 | 제313-2007-000172(2007.08.29)

펴 낸 곳 | 도서출판 상상나무
             상상바이오(주)
주   소 | 경기도 고양시 덕양구 행주내동 743-12
전   화 | (031) 973-5191
팩   스 | (031) 973-5020
홈페이지 | http://smbooks.com
E - m a i l | ssyc973@hanmail.net

ISBN 979-11-86172-44-5(03510)

값 14,000원

이 도서의 국립중앙도서관 출판예정도서목록(CIP)은 서지정보유통지원시스템 홈페이지(http://seoji.nl.go.kr)와 국가자료공동목록시스템(http://www.nl.go.kr/kolisnet)에서 이용하실 수 있습니다.
(CIP제어번호: CIP2017014141)

당신도 한 생명을 구할 수 있다

저자 | 박 성 무

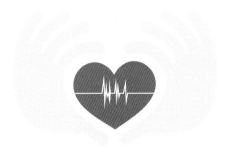

요즈음 지구의 온난화로 인해 우리 주
변에서는 기상이변으로 인한 지진과 화재, 태풍, 홍수 등 크고 작
은 안전사고들이 예고 없이 발생하고 있습니다. 어떠한 사고현장
에서도 생명의 구조가 최우선입니다. 아울러 사고지역의 신속한
구조와 복구활동이 뒤따를 때 이재민들에게 희망과 용기를 줄 수
있을 것입니다.

　필자는 미국심장협회에서 심폐소생술(CPR) 성인, 어린이, 영아
강사 과정을 수료했으며 미국 메디컬센터에서 심폐소생술 트레이
너 자격증을 취득하고, 국내에서 구조대원들을 대상으로 심폐소생
술 강사를 양성하고 있습니다. 또한, 일반구조대원 및 봉사대원들
에게 구조대원으로서 갖추어야 할 소양 교육을 함께 진행하고 있
습니다.

　그 과정에서 얻은 노하우로 누구나 긴급한 상황에서 직접 사용할
수 있는 심폐소생술 매뉴얼을 발간하게 되었습니다. 쉬운 설명과

사진이 함께 수록되어 있으며 재해나 재난 발생 시 귀중한 인명을 구조할 수 있는 심폐소생술 방법과 행동지침 등이 안내되어 있습니다.

또한, 심장마비를 비롯한 심혈관질환, 뇌혈관질환, 혈액순환 등에 관한 최신 정보까지 담겨 있으며 일상생활에서 심장병을 예방하는 방법도 배울 수 있습니다. 호흡곤란, 기도폐쇄 시의 대처 방법과 하임리크 구명법에 대한 내용도 위급한 상황에서 큰 도움이 되리라 생각합니다.

돌발적으로 일어나는 호흡정지, 심장정지의 위급한 사고현장에서 119구조대가 도착하기까지 현장에 있는 사람의 역할은 매우 중요합니다. 응급 상황에서 신속하게 적절한 심폐소생술을 실시할 수 있다면 인명 구조 시 환자가 조기에 소생하는 데 많은 기여를 할 것으로 확신합니다.

이 책을 통해 심폐소생술의 지식과 기술을 정확하게 습득하셔서 가족과 이웃, 친구, 직장 동료들이 위급한 상황에 처했을 때 귀중한 생명을 살리고 더불어 서로 돕는 행복한 사회가 되기를 기대합니다.

2017년 5월

박 성 무

[목 차]

기초과정 (BLS, Basic Life Support)

고급과정 (ALS, Advanced Life Support)

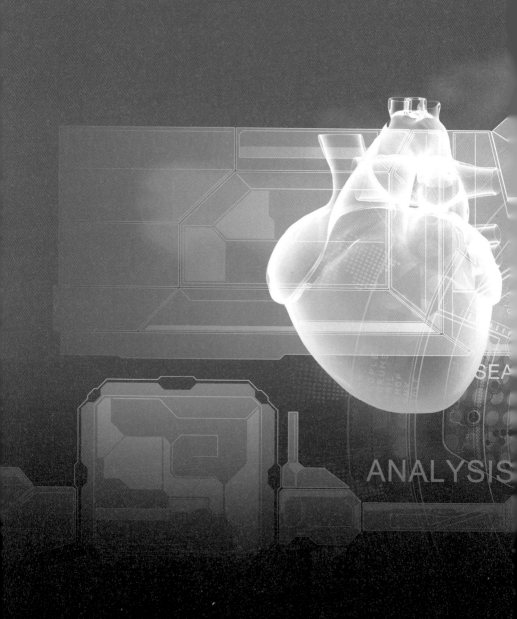

CPR(심폐소생술)이란 무엇인가?

심장정지는 대개 갑작스럽게 일어나기 때문에

환자 스스로 구조요청을 할 수 없는 경우가 대부분이다.

순환이 정지된 후 4분이 지나면 회복 불가능한 뇌 손상이

일어나기 시작하며, 6분이 지나면 뇌사 상태에 빠지게 되고

10분이 지나면 거의 사망하게 된다.

CPR(심폐소생술)이란 무엇인가?

1. CPR 이란?

CPR이란 심폐소생술(心肺蘇生術)을 말한다. 부상이나 질환으로 인하여 호흡이 중단되거나 심장이 정지되었을 경우, 의료진이 도착하기 전까지 흉부압박과 구조호흡을 시행함으로써 산소를 실은 혈액을 뇌와 각 장기에 보내 환자의 생존 가능성을 높여주는 응급처치를 말한다.

✚ CPR의 어원

C ──── 심장 ───────── Cardio

P ──── 폐장 ───────── Pulmonary

R ──── 소생하다 ────── Resuscitation

✚ CPR의 내용

C	순환	Circulation
A	기도확보	Airway Open
B	환기	Breathing

✚ CPR 적용 대상

심장마비, 질식사, 기도폐쇄, 뇌졸중, 두부외상, 익사 등으로 인한 호흡정지 및 심장정지 환자, 모든 무의식 환자는 기도개방만 유지시켜도 의식이 회복된다. 그러나 호흡이 정지되었을 때에는 구조호흡을 실시해야 하며, 심장이 정지되었을 때에는 흉부압박과 구조호흡을 30:2로 같이 실시한다.

단, 적은 양이라도 환자 스스로 호흡을 하고 있을 때에는 구조호흡을 실시하는 것보다 빨리 병원으로 후송 조치한다.

✚ CPR을 하면 안 되는 사람

교통사고 충돌 환자. 높은 곳에서 추락한 환자, 흉부에 외상이나 출혈이 있는 환자들은 충돌과 추락 시의 충격으로 인해 중요한 인체기관에 손상을 입었을 가능성이 있다. 따라서 상황을 보아가면서 흉부압박만 실시한다. 부상자가 여러 명 있을 때 가장 먼저 심폐소생술을 실시해야 하는 대상은 심장 가까운 곳에 상처나 부상을 입은 사람이다. 이런 경우, 긴급하게 CPR을 시작해야 한다.

2. 왜 CPR을 배워야 하는가?

심장정지는 대개 갑작스럽게 일어나기 때문에 환자 스스로 구조 요청을 할 수 없는 경우가 대부분이다. 순환이 정지된 후 4분이 지나면 회복 불가능한 뇌 손상이 일어나기 시작하며, 6분이 지나면 뇌사 상태에 빠지게 되고 10분이 지나면 거의 사망하게 된다. 따라서 심정지가 발생하면 늦어도 4분 이내에 심폐소생술을 시작해서 제세동과 병원 치료가 이루어질 때까지 중단 없이 계속해야 환자의 생존율을 높일 수 있다.

불행히도 CPR 교육이 미비한 탓에 충분히 살아날 수 있는 심장정지 환자들이 목숨을 잃고 있다. 2010년 국내 통계를 보면 병원 외 심장정지 환자의 50% 이상이 목격자가 있었지만 CPR을 실시한 경우는 단 1.4%에 불과했고, 그 결과 생존율은 2.4%에 그쳤다. 선진국의 생존율이 20~30%에 달하는 것에 비하면 한참 낮은 수치다.

지난 2000년 4월, 롯데자이언츠의 임수혁 선수가 경기 도중 갑자기 심장마비로 쓰러져 병원으로 옮겨졌지만, 10년가량을 의식이 없는 상태로 있다가 결국 사망한 사건이 있었다. 당시 수많은 목격자가 있었음에도 불구하고 제대로 CPR을 할 줄 아는 사람이 없어서 팔다리만 주무르고 있다가 구조의 골든타임을 놓쳤다는 목

소리가 높았었다.

이 사례에서도 보듯이 우리나라는 학교나 군대에서 CPR을 제대로 배울 기회가 별로 없다. 미국처럼 초등학교에서부터 CPR 교육을 시행할 필요가 있다.

3. 역사적 배경

1958년, 고든(Gordon)과 1960년, 코벤하겐(Kouwenhoven)에 의해 구강 대 구강 호흡법과 흉부압박에 의한 심폐소생술의 효과가 인정되면서 심폐소생술의 영역이 확대되었다.

1958년, 사파(Safar)의 일반 대중에 대한 심폐소생술 교육이 그 효과를 인정받으면서 전 국가 차원에서 교육 방법과 기술이 발전되어 왔다. 성서의 기록에 의하면 심폐소생술은 인류의 역사와 함께 공존해 온 하나의 수기(手記)로서, 구강 대 구강법과 흉부강타법 등을 시행했다는 기록이 있지만 많이 사용되지는 않았다.

이후 2차 대전을 치르는 동안에 용수(容手) 인공호흡법이 실제로 사용되고, 심장수술도 할 수 있게 됨에 따라 심장 소생에 더욱 관심을 가지게 되었다.

1950년대에는 개흉(開胸) 심장압박법, 심장에 약물을 사용하여 소생시키는 법, 전기제세동법 등이 널리 사용되기 시작했다. 또한 구강 대 구강법과 같은 접구(接口) 구조호흡술이 용수 인공호흡법보다 효과적이라고 인식되기 시작했다.

1960년대에는 개흉(開胸) 심장법보다 폐흉(肺胸) 심장압박법을 많이 사용하게 된다. 심폐소생술은 심장정지와 호흡정지뿐만 아니라 중요 장기에 산소나 혈액이 잘 공급되지 않는 경우 등 어느 때나 필요한 수기로써 현재까지 많이 사용되고 있다.

과거에는 주로 심장정지 치료에 중점을 두었지만 최근에는 조기(早期) 중재(仲裁)로 갑작스러운 사망을 예방할 수 있음에 착안하여 1차 소생술 개념에 예방적 측면까지 포함시키고 있다.

현재의 심폐소생술은 갑작스러운 사고나 질병에 대해 심장이나 뇌에 혈액을 공급하고 원래의 호흡과 순환을 회복시키는 것을 말한다. 심폐소생술은 증가 추세에 있는 각종 사고에 대한 응급의료의 한 대안으로서 보다 많은 인명을 구조하는데 중요한 역할을 담당할 것으로 예상된다.

4. 소생의 사슬 (Chain of Survival)

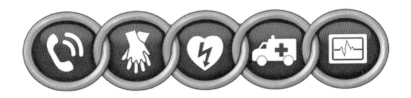

위의 그림을 보면 조기 통보, 조기 CPR, 조기 제세동기, 조기 고도의료 처치, 소생을 의미하는 고리가 다섯 개로 연결되어 있다. 떨어질래야 떨어질 수도 없고 순서가 바뀔 수도 없는 구조다. 이를 소생의 사슬, 구명의 고리 또는 생존의 고리라고도 한다.

○ 첫 번째 고리: 환자 발견 시 즉시 119번으로 전화 신고한다.
○ 두 번째 고리: 최초의 목격자가 심폐소생술을 한다.
○ 세 번째 고리: AED 자동심장충격기가 도착하면 AED에게
　　　　　　　우선권을 준다.

위의 첫 번째부터 세 번째까지를 ER(Emergence Responder) 단계라고 한다. ER은 응급상황 시의 대처방법으로서 BLS(Basic

Life Support) 즉 제1차 구명처치라고 한다. 전문의가 아닌 일반인도 할 수 있는 단계이다.

○ **네 번째 고리: 전문 구급요원 조치**
○ **다섯 번째 고리: 병원 치료**

네 번째와 다섯 번째까지를 AC(Advanced Care) 단계라고 한다. 고급 처치 또는 ALS(Advanced Life Support)라 부르며 제2차 구명처치에 해당한다. 일반인이 아닌 전문적인 의료진만이 할 수 있는 단계이다.

5. CPR의 기본 3요소

CPR (심폐소생술)의 기본 3요소를 안다는 것은 중요하다 기본 3요소는 순환, 기도 확보, 호흡을 말한다. CPR을 시술하기 전에 환자의 의식 상태를 확인하고 의식이 없는 환자는 우선 CPR의 3요소 가운데 첫 번째, 흉부압박을 시술한다.

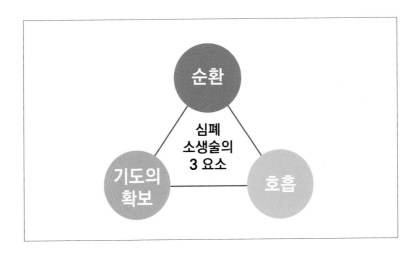

의식이 없는 환자를 발견하면 우선 상황이 안전한지 확인한 뒤 주변에 도와줄 사람이 있는지 살펴본다. 환자의 어깨를 손으로 가볍게 2회 두드리며 귀에 가까이 대고 "괜찮나요?" 하고 두 번 불러본다.

환자가 아무런 의식이 없다면 즉시 119번으로 전화해서 신고한 뒤 큰 소리로 도움을 요청한다. 동시에 가장 먼저 할 일은 엄지와 검지로 이마를 붙잡고 머리를 뒤로 젖혀 기도를 확보하는 것이다. 이때 반대쪽 손은 약 5초에서 10초간 총경동맥을 짚어서 맥을 확인한다.

총경동맥의 위치는 목 양쪽에 두 개 있는데 양쪽 귀에서 턱을 따라 내려오면서 흔히 목울대라고 부르는 곳 근처에 있다. 평소 자신의 목 주변을 만져서 맥박이 뛰는 곳을 확인해 두면 환자의 총경동맥을 찾는데 도움이 될 것이다.

만약에 맥이 짚히지 않는다면 심장이 뛰지 않는 것이므로 5cm ~6cm 깊이로 약 30번 정도 흉부압박을 실시한다. 속도는 1분에 100회를 할 수 있는 정도로 한다. 흉부압박이 끝나면 바로 2번의 구조호흡을 불어넣는다. 30번의 흉부압박과 2번의 구조호흡을 총 5회 실시한다. 그런 다음 다시 맥박을 확인한다.

만일 계속해서 맥박이 없다면 30번의 흉부압박과 2번의 구조호흡을 다시 5회 반복해서 실시한다. 119구조대나 전문 의료진이 도착할 때까지 이 과정을 반복하면서 생명을 연장시켜야 한다.

✚ 순환(Circulation)

심장의 기능이 정지하거나 호흡이 멈추었을 때 흉부압박을 시행함으로써 산소를 실은 혈액을 뇌와 각 장기에 보내주어 환자를 소생시키는 응급처치법이다.

✚ 기도의 유지(Airway Open)

환자의 기도를 열어 숨이 막히지 않도록 해야 한다. 의식이 없는 환자는 근육이 느슨해져 혀가 목구멍으로 넘어가 기도를 막아버리는 경우가 있다. 기도가 확보될 수 있도록 적당한 처치를 해 주어야 한다.

Head-tilt chin-lift법은 엄지와 검지로 이마를 잡고 머리를 뒤로 젖힌 뒤 반대쪽 손은 턱의 바깥쪽에 대고 위로 올린다. 의식이 없는 환자는 혀가 목구멍으로 내려가서 기도를 막는다. 치아나 코에 출혈이 있을 경우에는 뇌, 척수에 손상이 의심되므로 머리를 뒤로 젖히지 않고 턱만 아래로 미는 방법을 실시한다.

✚ 호흡(Breathing)

심장정지 상태에서는 인체 내에 산소가 부족하므로 구조호흡을 통해 환자의 폐에 산소를 공급해야 한다. 흔히 내쉬는 숨에는 산소가 없을 거라고 생각하는데 호~ 하고 밖으로 나오는 공기 중에도 산소가 15cc(75%) 정도 있어 환자에게 도움이 되므로 구조호흡을 한다.

① 기도 확보(Free Airway)

기도 확보는 CPR(심폐소생술)의 두 번째 단계다. 의식이 없을 때 혀나 후두개에 의해서 기도가 막히는 경우를 기도폐쇄라고 한다. 기도가 완전히 폐쇄되면 환자가 질식 상태가 되므로 4분 이내에 기도를 확보해야 한다. 혀와 후두개는 아랫부분에 연결되어 있는 근육이 늘어나면서 턱과 인후부까지 아래로 처져 기도를 막게 된다. 기도 확보 상태를 유지하려면 엄지와 검지로 이마를 잡고 머리를 뒤로 젖혀 기도를 확보하면서 반대쪽 손으로 옆 턱을 가볍게 받쳐준다.

② 기도를 확보해야 하는 경우

환자가 의식이 없을 때는 일단 기도를 확보해야 한다. 호흡이 원활하지 못하게 되는 경우는 주로 다음과 같다. 이물질로 인해 기도가 폐쇄되었을 때, 구강이나 인두 속에 의치 등 이물질이 빠졌을 때, 턱관절 이완 등으로 혓바닥이 내려앉아 목구멍을 막을 때, 이물 또는 연기의 흡입으로 기관 또는 기관지가 좁아져 호흡이 힘든 경우, 구조호흡을 해도 폐로 공기가 들어가지 않고 폐가 팽창되지 않는 경우를 들 수 있다.

③ 기도 유지 방법(manual airway method)

　㉠ 단순 두부경사 법(head tilt method)

　㉡ 두부후굴 법(head tilt-neck lift method, 머리 젖히기/목 들기)

　㉢ 하악거상 법(head jaw-lift method,머리 젖히기/옆 턱을 받쳐주기

　㉣ 삼중기도 유지 법(triple airway method, 머리 쪽으로부터 하악거상법)

　㉤ 양 하악 쳐올리기 법(Jaw thrust maneuver, 턱밀어 올리기법)

　㉥ 하악 당겨올리기 법(Jaw pull maneuver, 턱 당기기법)

　㉦ 변형 턱 밀어올리기 법(Modified Jaw thrust maneuver)

㉠ 단순 두부경사 법

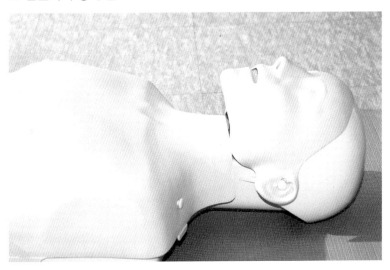

㉡ 두부후굴 법

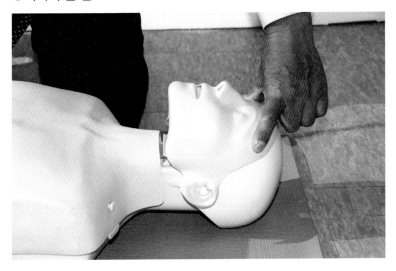

© 하악거상 법

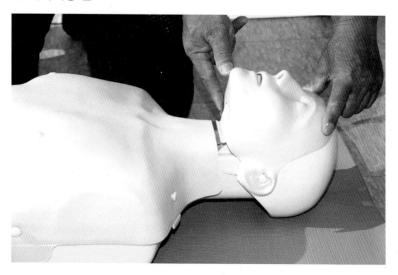

② 삼중기도유지 법

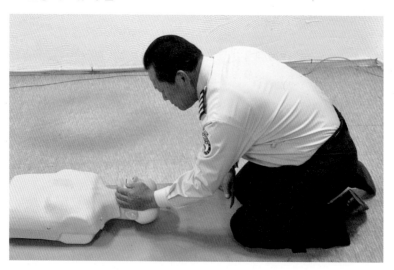

④ 기도 내 이물 제거

　기도 내 이물질로 질식 상태가 되면 생명이 위험해지므로 기도 내 이물질을 제거할 수 있는 하임리크 구명법을 실시하고 심폐소생술 즉, 흉부압박을 하여 생명을 구한다.

　기도에 이물질이 들어갔을 때에는 환자 스스로 기침을 해서 뱉도록 하는 것이 좋으며 가능하면 다른 방법은 피하는 것이 좋다. 유동성 이물질은 흡입기로 제거해야 하며 흡입기가 없을 때는 이물질이 나올 때까지 계속 흉부압박을 한다. 환자의 얼굴을 옆으로 향하게 한 후 이물질을 제거시키는 방법으로는 기침을 시키는 방법, 등 두드리기 방법. 흉부압박 등이 있는데 상황에 따라 응급 처치술을 유효적절하게 적용시킬 수 있어야 한다.

⊙ 기침 법 (Coughing)

　　생리적인 기침을 이용하여 정상적으로 이물질을 제거하는 방법이다.

ⓛ 등두드리기 법(Back blow)

　　등 두드리기 방법은 완전 기도폐쇄 시에 흉부압박과 함께 사용하는 이물질 제거 방법이다

ⓒ 손가락에 의한 이물질 제거 방법(Sweep Crossed)

　　손가락으로 기도의 이물질을 제거하는 방법이다.

ⓔ 하임리크 법(Heimlich Maneuver)

　　목에 이물질이 걸린 사람을 뒤에서 안고 한쪽 손을 말아서 쥔 다음 배

꼽 위에 세워서 대고 반대쪽 손으로 감싸 잡아 명치 쪽으로 5번, 위로 끌어 올려 등을 세게 5번. 두드려 토하게 하는 방법이다.

6. 구조호흡

구조호흡을 시작하기 전에 우선 환자의 입에 껌이나 불순물, 구토물 등의 이물질이 들어있는지 확인해야 한다. 만일 입 안에 이물질이 있다면 빠른 시간 내에 제거한 뒤, 지체없이 구조호흡을 실시한다.

먼저 엄지와 검지로 환자의 이마를 잡고 머리를 뒤로 젖혀 기도를 확보한 뒤에 구조호흡을 시작한다. 구조자의 입으로 환자의 입을 덮어 구조호흡을 불어넣는데 맥박과 호흡이 살아있느냐의 여부에 따라 호흡의 간격을 조정해야 한다.

호흡이 멈추고 맥박만 뛰고 있는 경우에는 성인은 5초에 1회, 어린이와 영아는 3초에 1회 정도로 구조호흡을 한다. 만일 호흡도 없고 맥박도 뛰지 않는다면 5초에 2회의 속도로 구조호흡을 불어넣는다.

구조호흡에서 가장 중요한 것은 환자의 입에서 공기가 새나가지 않도록 구조자의 입으로 밀봉해야 한다는 점이다. 또한 푸우 하고 길게 호흡을 불어넣으면 환자의 폐가 팽창되어 손상이 올수 있으므로, 한 번에 1초씩 짧게 불어넣는다.

❖ 올바른 구조호흡의 3 Point
첫째 : 최대한 빨리 실시한다.(생존곡선 참고)
둘째 : 적절한 취입량(가슴이 봉곳이 올라올 정도)
셋째 : 적절한 페이스(5초에 1회씩)

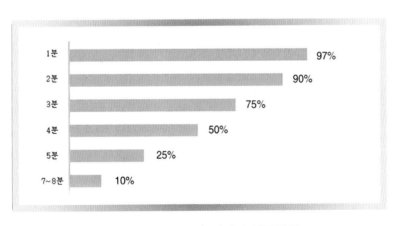

▲에드워드(Edward Drinker Cope) 박사의 생존곡선

① 왜 빨리 실시해야 되는가?

에드워드 박사의 생존곡선을 보면 호흡정지 이후 구조호흡을 개시하기까지 걸린 시간과 소생률의 관계가 나와 있다. 1분 안에 구조호흡을 시작했을 때의 생존율은 97%에 달하지만, 시간이 늦어질 때마다 급격하게 떨어지는 것을 볼 수 있다.

2분 안에 구조 시 생존율은 90%, 3분 이내 75%(의식장애), 4분이내 50%(가사상태), 5분 이내 25%(비가역성 뇌장애)이며 7~8분이면 생존율 10%로서 거의 절망적인 상태에 이르게 된다. 특히 호흡이 정지되고부터 4분이 넘으면 심장 활동이 멈추고 가사상태가되기 때문에 매우 중요한 고비라고 할 수 있다.

의식장애 상태가 되면 말초신경이 마비되면서 손가락, 발가락과같은 인체의 끝부분이 구부러지는 증상이 나타난다. 대부분 호흡이 멈추면 심장도 바로 멈추었다고 생각하는데 호흡이 멈추고 약4분 뒤에 심장이 멈춘다.

호흡이 멈추고 5분이 지나면 비가역성 뇌장애가 나타난다. 뇌에산소가 공급되지 않아 뇌세포가 타들어가고 있는 상태이며 생명을구하더라도 장애가 올 수 있다.

② 적절한 취입량

공기는 산소 21%와 질소 79% 그리고 미량의 다른 원소로 구성되어 있다. 산소 결핍은 공기 중의 산소가 18% 이하인 상태를 말한다.

성인 1회 환기량은 약 500cc이며 이는 우유 한 컵, 또는 작은 물병 하나 정도의 양이다. 성인이 한번 흡기로 들이마시는 산소량은 21% 즉, 105cc지만 실제 몸에서 사용되는 양은 그중 6%인 30cc뿐이다. 나머지 15% 즉, 75cc는 숨을 내쉴 때 함께 나가게 된다. 바로 이 산소를 이용해서 인명을 구조하는 것이다.

구조호흡을 할 때는 성인과 어린이, 영아 모두 가슴이 봉긋이 올라올 정도로 호흡을 불어 넣는다. 구조호흡을 비롯한 심폐소생술의 목적은 신체조직 중에서도 특히 뇌조직으로 신속하게 산소를 공급하는 데 있다.

맥박이 뛰는지를 정확하게 확인하기 위해서는 요골동맥, 총경동맥, 대퇴동맥을 짚어 맥박을 촉진한다. 정확한 심폐 정지 여부는 무호흡, 허탈 상태, 무의식 상태, 동공 상태, 신음 소리 등으로 확인한다.

흉부압박을 할 때 성인은 5cm~6cm 정도의 깊이로 누른다. 가능하면 규칙적으로 부드럽게, 멈추지 않고 실시하는 것이 좋다. 혈액을 순환시키기 위해서는 흉부압박 시간과 이완 시간을 동일하게 하며 흉부압박과 흉부압박 사이에도 손을 떼지 말고 그대로 두고 실시한다.

실시 요령은 "하나에, 둘에, 셋에, 넷에"하는 식으로 큰 소리로 구령을 붙여 숫자를 세어 가면서 속도와 박자를 유지해야 한다.

그래야 흉부 압박 시간과 이완 시간을 똑같이 유지하는데 도움이 되며 청각적인 효과를 올릴 수 있다.

흉골에서 손바닥이 떨어지면 안 되며 어떤 일이 있어도 손의 위치가 변하거나 가슴에서 손이 떨어져서는 안 된다. 만약 손이 움직였다면 다시 정확한 흉부압박 위치에 손을 올려야 하고 반드시 제자리가 맞는지를 확인해야 한다. 심장압박을 효과적으로 하기 위해서는 환자를 단단한 바닥에 눕혀야 한다.

부드러운 바닥은 가슴을 누를 때마다 흉부압박의 효과를 떨어뜨린다. 환자가 침대 위에 있다면 환자 밑으로 판자를 넣거나 환자를 방바닥에 눕혀야 한다. 압박을 잘하더라도 정상적인 심장의 단지 1/3~1/4 정도밖에 혈액공급이 되지 못하기 때문에 정확한 흉부압박은 대단히 중요하다. 흉부압박은 수직으로 구령에 맞추어서 해야 하며 중단해서는 안 된다.

③ 적절한 페이스(속도 조절)

정상인의 1분간 호흡횟수는 약 16회~18회다. 그 중간치인 17회를 기준으로 해서 구조호흡을 3.5초(60초/17회=3.5초) 간격으로 할 경우 구조자가 너무 힘들고 지쳐서 못하게 된다.

구조호흡을 5초에 1회씩 하는 배경은 성인의 경우 1분에 유효한 호흡회수가 12회~24회이기 때문이다. 1분에 최소한 12번은 해야 하므로 60초/12회=5초, 따라서 5초에 1회씩 구조호흡을 한다.

구조호흡만 해도 되는 경우에는 5초에 한 번씩 구조호흡을 한다. "푸우"하고 첫 번 구조호흡을 불어넣고 "1 and, 2 and, 3 and, 4 and, 5 and" 숫자를 세고 다시 "푸우"하면서 가슴이 봉긋이 올라올 정도로 구조호흡을 한다.

긴급사태라고 판단될 경우에는 주위 사람에게 119에 전화 신고를 부탁한다. 만일 혼자라면 먼저 119에 신속히 전화한 후 응급처치를 한다. 긴급사태가 발생한 장소를 알릴 때는 거리의 명칭이나 표적이 되는 전신주번호, 건물 등을 이용해 자세하게 설명하고 현재 무슨 일이 일어났는지 알린다. 의식불명, 심장발작, 교통사고, 추락 등의 사고 내용을 설명하면서 환자의 귓전에 가까이 대고 "괜찮아요? 괜찮으세요?"하고 물어 의식이 있는지 확인한다.

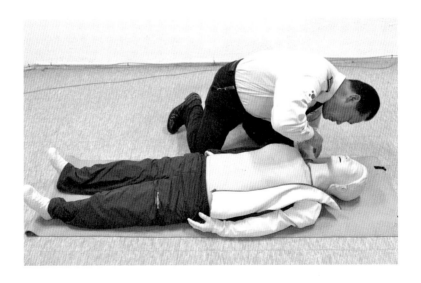

일반적으로 운동 중인 사람은 1분에 평균 25.5Quarts(25리터)의 혈액을 뿜어낸다. 폐는 모세혈관으로 둘러싸여 있으며 공기를 담고 있는 수많은 주머니(肺胞)가 모여서 이루어져 있다.

흉부압박을 실시하면 산소를 실은 혈액이 뇌로 전달되므로 뇌에서 보내는 자극이 횡격막과 늑골간근을 자극하여 호흡을 촉진시킨다. 호흡을 할 때마다 공기가 비강, 인두, 후두, 기관, 기관지를 통해서 폐의 공기포로 보내진다.

▼ 기도확보

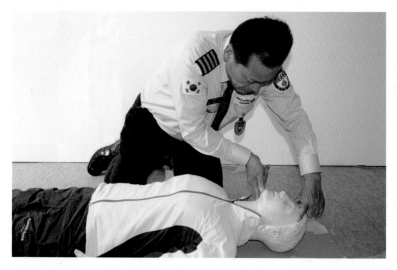

❖ 올바른 흉부압박의 3 Point

첫 째 : 올바른 압점(Position)

둘 째 : 올바른 압력(Pressure)

셋 째 : 올바른 속도조절(Pace)

올바른 압점과 압력에 대해서는 2부의 CPR 기술에서 자세하게 다루므로 2장을 참고하기 바란다. 여기서는 속도 조절의 중요성에 대해 언급하도록 하겠다.

정상인 사람의 1분 맥박수는 약 60~80회 내외다. 1분에 평균 72회 정도 심장이 뛰는 것이다. 흉부압박 시에는 30:2를 지켜야 하는데 이는 20초 안에 흉부압박을 30회 하면서 동시에 2회의 구조호흡을 불어넣는다는 의미다. 엄지와 검지로 이마를 잡고 머리를 뒤로 젖혀 기도를 확보하면서 반대쪽 손은 5초에서 10초 안에 총경동맥을 살짝 눌러 맥이 뛰는지 확인한다.

맥이 없다면 심장이 뛰지 않는 것이므로 30번의 흉부압박을 5cm~6cm깊이로 실시한다. 1분에 약 100회 정도의 속도로 눌러준다. 흉부압박이 끝나면 바로 2번의 구조호흡을 불어넣는다. 흉부압박 30회와 구조호흡 2회를 심폐소생술 1세트로 쳐서 총 5세트를 실시한다. 약 2분 정도 걸려 5세트를 마치고 나면 다시 처음으로 돌아가 맥박을 확인한다. 만약 그때까지도 맥박이 없다면 같은 방법으로 심폐소생술을 5세트 실시하고 다시 확인한다.

심폐소생술을 언제까지 해야 하는지 묻는 경우가 있다. 정답은 없다. 심폐소생술은 환자가 자기 힘으로 호흡을 하고 맥박이 뛸 때까지, 전문요원이나 구조대원이 도착할 때까지, 내가 힘이 들어 쓰러질 때까지 계속한다.

※실제상항

2009년에 한강 상수원 보호지역에서 있었던 일이다. 한강 상단의 가래여울에서 잠실대교까지는 서울 시민과 경기도민이 식수로 사용하는 상수원 보호지역이다. 1년에 20회에서 25회가량 수중 정화를 하는데 정화작업 도중에 잠실대교 밑에서 40대 초반의 남성이 강에 빠지고 말았다.

그날 한강의 시야는 15cm~20cm 정도밖에 되지 않았다. 시야가 제대로 확보되지 않아 작업하던 위치를 손으로 더듬으며 찾았지만 결국 7분~8분의 시간이 흐른 뒤에야 발견할 수 있었다.

겨우 물에서 끌어냈지만 이미 환자는 의식도 없고 맥박도 없어서 의학적으로 사망한 상태였다. 얼굴색은 검게 변해 있었으며 설근 (혀)도 검은색으로 변해서 빠져 있었다. 약 20cm 정도 둥그렇게 말린 모양으로 빠져나와 있었는데 본인의 이에 물려서 피가 흐르고 있었다. 정말이지 무서운 모습이었다.

그날 잠실 대교에서는 잠실 마라톤과 걷기대회가 진행 중이었다. 오후 3시 50분 정도 되었을까? 걷기대회에 출전한 선수들이 반환점을 돌아오고 있었다. 긴급한 상황에서 얼마나 정신을 집중했는지 지금도 기억이 뚜렷하다.

20분 넘게 심폐소생술을 시행하는데도 도무지 소생의 기미가 보이지 않았다. 그러나 포기할 수가 없었다. 필자가 심폐소생술을 시작한 지 약 40분이 넘었을 무렵, 기도가 열리면서 검은색이었던 이마와 비강과 인두가 동시에 붉은색으로 돌아오더니 곧이어 맥박이 뛰기 시작했다. 즉시 강남병원으로 후송해서 조지를 취한 결과 9일 만에 소생하여 지금은 정상인으로 살고 있다.

7. 정상적인 심장 기능

✚ 심장의 위치

심장의 위치는 남자든 여자든 흉골과 척추 사이에 위치하고 있다. 심장은 심근으로 구성되어 있으며 누구나 자신의 주먹 크기만하다. 심장은 1분에 약 4ℓ~6ℓ, 그러니까 평균적으로 약 5ℓ의 피를 뿜어내고 있다.

심장은 1분에 5ℓ, 한 시간에 300ℓ, 24시간에 7200ℓ 즉, 하루에 조그마한 탱크로리 1대 분량의 많은 피를 만들어 보내고 있다. 심장에서 흘러나간 혈액이 다시 심장으로 돌아오는 데 걸리는 시간은 약 23초다.

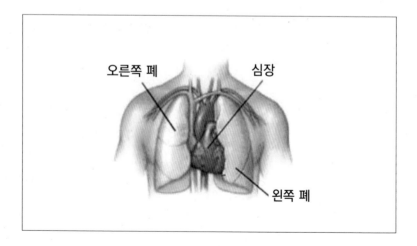

오른쪽 폐　심장

왼쪽 폐

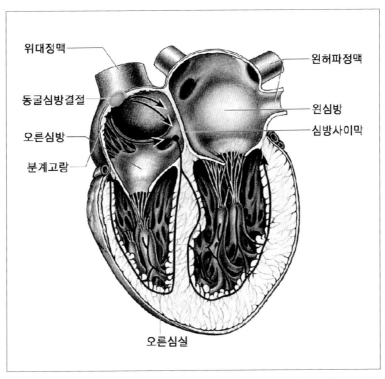

▲심장과 혈액순환 시스템

 심장은 2개의 실과 2개의 방으로 구성되어 있다. 심장은 인체의
혈관을 통해서 지속적으로 혈액을 순환시키는 운반계의 좌심실,
좌심방, 우심실, 우심방, 좌심실 동맥을 따라 나오며 우심방 정맥
을 따라 돌아온다. 심장은 인체의 펌프라고 할 수 있다. 심장의 무
게는 성인 여성의 경우 평균 255g이며 성인 남성은 평균 310g이다

✚ 심장의 기능

인체의 세포는 각자의 기능을 수행하기 위해서 산소를 필요로 한다. 심장은 바로 이 세포들에게 혈액을 통해 산소를 운반하는 역할을 담당하고 있다. 먼저 심장은 혈액을 폐로 보내어 그곳에서 혈액이 산소를 받아들이게 한다. 그 다음 몸 전체에 혈액을 내보내 그 혈액에 의해서 운반되는 산소를 몸속에 공급하는 것이다. 성인의 심장은 1분에 약 4ℓ~6ℓ의 혈액을 뿜어냄으로써 인체에 필요한 산소를 공급하고 있다.

심장과 맥박은 자연스럽게 생기는 전기 자극으로 발생한다. 만일 심장이 정지하여 혈액을 뿜어내지 못하면 산소가 순환하지 못하므로 뇌를 비롯한 인체의 주요 기관에 저장되어 있는 산소가 급속하게 고갈된다. 건강한 신체 상태를 유지하기 위해서는 안정된 상태의 성인 기준으로 1분에 60~80회 정도 심장이 뛰어야 한다.

해발 0m에서는 공기의 약 21%가 산소다. 폐포에 공기가 들어가 부풀게 되면 산소가 폐포를 둘러싸고 있는 모세관의 혈액 속으로 들어간다. 산소를 머금은 혈액은 심장으로 되돌아와서 몸속으로 내보내진다. 몸속의 세포는 혈액으로부터 산소를 받아들이고 대신에 폐기물인 이산화탄소를 혈액 속에다 방출한다.

방출된 이산화탄소는 혈액에 의해 폐포로 운반되어 그 곳에서 체외로 내보내진다. 우리가 숨을 쉴 때 흡입된 산소의 약 4분의 1만이 혈액으로 들어가고 나머지는 모두 밖으로 나오게 된다. 이것이 구강 대 구강(mouth-to-mouth) 구조호흡으로도 환자에게 충분히 필요한 산소를 공급할 수 있는 이유이다.

호흡이 정지되어도 심장은 수분 동안 계속적으로 혈액을 뿜어내어 저장해두었던 산소를 뇌와 신체 각 부분으로 내보낸다. 그러므로 조기에 민첩하고 신속한 구명처치를 하면 호흡정지나 기도폐쇄를 일으키고 있는 환자의 심장 정지 혹은 심장 발작을 방지할 수 있다.

✚ 심장의 이상

① 아테롬증(Atherom)

아테롬증은 젊었을 때부터 시작된다. 20세 이전에 이미 큰 병을 가지고 있는 사람도 있다. 아테롬증의 진행은 담배, 비만, 당뇨병, 운동부족, 고혈압 등과 같은 위험한 요인들로 인해서 가속화된다.

심장의 기능이 악화될 때까지 아무런 이상 징후를 보이지 않는 시기가 있다. 동맥혈관은 느린 속도로 좁아지기 때문이다. 위에서 말한 위험 요인을 변경하거나 제거함으로써 아테롬증의 진행을 정지 또는 회복하는 방향으로 전환할 수도 있다.

관상동맥증은 일반적으로 협심증, 심근경색, 돌연사의 세 가지로 나눌 수 있다. 다른 사람이 피우는 담배연기를 마시는 2차 흡인도 흡연과 관련되는 병의 위험성을 증가시키는 요인이 되고 있다. 그래서 공공시설, 건물, 병원, 식당, 기업의 대부분이 금연을 실시하고 있다. 종업원이나 손님들까지 적극적인 흡연이든 소극적인 흡연이든 모두 흡연자로 만들 수 있다는 데 인식을 같이 해야 할 것이다. 공공기관의 끊임없는 노력은 담배에서 기인하는 사망이나 장애를 감소시키는데 도움이 될 것이다.

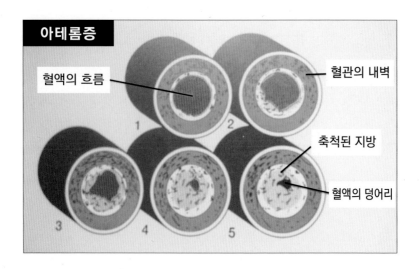

아테롬증

혈액의 흐름

혈관의 내벽

축척된 지방

혈액의 덩어리

② 협심증

관상동맥증 환자 중에는 일시적으로 가슴의 압박감이나 통증을 느끼더라도 휴식이나 니트로글리세린의 사용으로 이내 증세가 해소되는 경우가 있다. 이러한 증상을 협심증이라고 부른다.

이것은 관상동맥이 좁아져 심장근육이 기능하는데 필요한 양의 혈액 공급이 일시적으로 부족할 때 일어난다. 그러나 심장근육의 혈액 수요가 감소하면 통증은 사라지며 일반적으로 심장의 영구적인 장애는 없다.

심장근육이 충분한 혈액을 공급받지 못하면 가슴 또는 왼쪽 어깨에 통증을 일으킨다. 대개 운동중이거나 정신적으로 동요되었을 때 일어나기 쉽다.

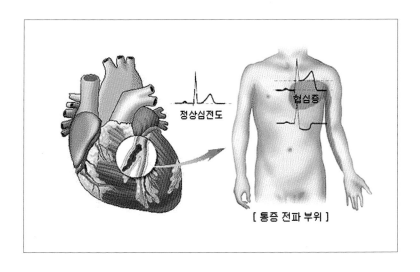

③ 심근경색(Myocardial Infarction)

일반적으로 심근경색은 관상동맥의 동맥관이 혈액의 덩어리로 완전히 막혔을 때 일어난다. 그 결과, 동맥에 의해서 혈액을 공급받고 있는 심장의 근육세포가 죽어 버린다.

급성심근경색은 심근의 죽음을 뜻하게 되는데, 이것은 충분한 혈액이 공급되지 않을 때 일어나며 일반적으로 '심근경색'으로 알려져 있다. '관상동맥'또는 '관상동맥혈전증'이라는 말은 심근경색에 관해서 흔히 사용되는 표현이다. 혈전용해제를 투여하는 것만으로도 진행 중인 심근경색을 방지하는 효과가 있으므로 징후가 나타나면 즉시 투여해야 한다. 약의 효과가 최대로 발휘되는 시간은 징후가 나타나고부터 1시간 이내이지만 6시간~12시간 내에 투여해도 얼마간의 효과는 있다.

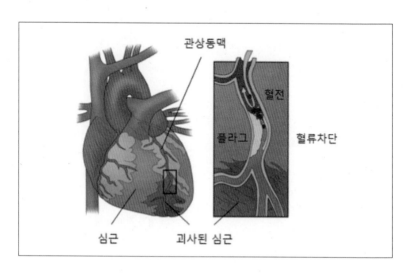

심근경색증은 심장 혈관이 혈전, 연축 등의 원인에 의해 갑자기 막혀서 심장 근육이 손상되는 질환이다. 심장은 관상동맥이라는 세 개의 혈관을 통해 산소와 영양분을 받아들이고 활동한다. 이 세 개의 관상동맥 중 어느 하나라도 기능을 못하면 관상동맥 안쪽에 생긴 혈전(핏덩어리)에 의해 심장근육으로 공급되는 혈액이 완전히 차단된다. 그 결과 심장 근육의 일부가 죽고 기능이 저하되는 질환이 바로 심근경색이다. '앞가슴이 뻐근한 양상의 통증'또는 '죄어드는 듯한 느낌'과 더불어 숨이 막히는 것 같은 증상이 30분 이상 지속되기 때문에 응급한 상황이다.

④ 돌연사

전혀 심장병의 징후가 없었는데도 갑자기 심장발작으로 사망하는 사람들이 적지 않다. 심장의 정지란 심장이 펌프의 기능을 수행하지 못하는 상태를 말한다. 심장이 정지하면 호흡도 동시에 정지해 버린다.

돌연사는 심장발작에서 기인하며 일반적으로 심장발작의 징후가 나타나고부터 1시간~2시간 이내에 일어난다. 심장발작과는 관계없이 돌연사가 되는 쪽이 많다. 단, 이와 같은 돌연사인 경우는 아테롬증을 가진 환자가 거의 대부분이다. 그밖에 돌연사의 원인은 다음 그림과 같다.

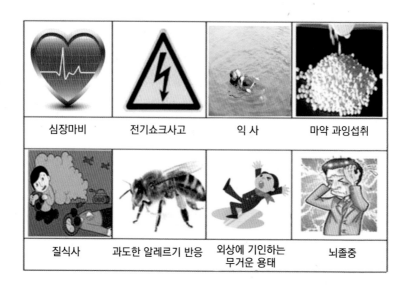

| 심장마비 | 전기쇼크사고 | 익 사 | 마약 과잉섭취 |
| 질식사 | 과도한 알레르기 반응 | 외상에 기인하는 무거운 용태 | 뇌졸중 |

　현재 돌연사에 직면하고 있는 환자들 가운데 20%도 안되는 사람들만 구명되고 있는 상태다. 돌연사 생존율의 향상 여부는 현장 구조자에 의해서 좌우된다. 긴급사태라고 판단하면 시급히 소생의 사슬(Chain of Survival)을 실시해야 한다. 먼저 구급 의료기관에 알리고 신속하게 CPR을 시작함으로써 긴급사태에 처한 환자가 살아날 수 있도록 한다면 수많은 소중한 생명을 구할 수 있을 것이다.

8. 건강한 심장관리 방법

건강한 심장 관리를 위해서는 충분한 수면이 필수적이다. 수면이 부족하면 혈압이 높아지고 신진대사가 느려진다. 최소 6시간 이상의 편안한 수면이 필요하다. 또한 밤 12시 넘어 잠자리에 들면 심장병의 위험이 높아진다.

빠른 걸음 걷기는 심폐력 향상에 효과적이며, 조기사망 위험을 절반 이하로 낮추는 효과가 있다. 하루에 약 30분 정도 걷는 습관을 가져야 한다.

캘리포니아 연구진이 성인을 대상으로 조사한 결과 하루에 물 5잔을 마시는 사람이 적게 마시는 사람에 비해 심장병을 예방하는 데 효과적이라고 발표했다. 하루에 2ℓ의 물을 섭취하면 몸 속의 노폐물을 제거하는 데에도 유용하다.

✚ 심장관리를 위한 5가지 방법

① 고혈압 조절

고혈압(高血壓, hypertension)은 혈압이 정상 범위보다 높은 만성 질환을 말한다. 혈압이 높으면 혈액순환을 위해 심장이 더 많은 일을 해야 한다. 혈압은 맥박에서 수축기의 최고 혈압과 이완기의 최저혈압의 두 측정치로 요약된다. 정상혈압은 수축 시 100~140mmHg, 이완 시 60~90mmHg 사이에 있어야 한다. 혈압이 지속적으로 140/90mmHg 이상일 때 고혈압으로 진단한다.

고혈압은 뇌졸중, 심근경색(심장마비), 심부전, 혈관동맥류(대동맥류 등), 하지동맥류 등의 주요 위험 인자이며, 만성 신부전의 원인이 되기도 한다. 혈압이 정상치보다 약간만 높아도 기대 수명 단축에 연관될 수 있다고 한다.

2002년, 미 연방 고혈압 교육프로그램에서는 다음과 같은 생활 방식 변화를 통해 심장 건강을 지킬 것을 제안하고 있다.

- 표준 체중을 유지할 것.
- 식이성 나트륨 섭취를 하루 100mmol 미만으로 줄일 것.
- 빠르게 걷기 등 규칙적으로 운동할 것.
  (거의 매일, 하루 30분 이상)
- 술은 남자는 하루 3잔, 여자는 하루 2잔을 넘지 않도록 할 것.
- 과일과 야채가 풍부한 식사를 할 것.

식사조절과 운동 등 생활 양식을 바꾸면 항고혈압 약물치료에 버금가는 효과를 얻을 수도 있다. 안 좋은 생활 습관을 최소한 두 가지 이상 바꾼다면 더 좋은 결과를 얻을 수 있을 것이다.

② 금연

담배를 피우면 담배에 들어있는 니코틴이 허파로 들어와서 몸 안으로 흡수된다. 간접 흡연은 직접 흡연과 동일한 위험이 있다는 사실이 알려졌다. 간접 흡연의 주요 피해로는 폐암, 심혈관질환과 폐기종, 기관지염, 천식 등의 호흡기 질환 등이 있다. 미국 NCI나 미국국립보건원, 세계보건기구(WHO)를 비롯한 여러 단체에서도 간접 흡연의 위험성을 인정한 바 있다.

담배를 피우던 사람도 금연 후 하루가 지나면 혈액 속 일산화탄소의 양이 줄어들어 정상으로 돌아온다. 그리고 3일 이후부터 냄새와 맛을 제대로 느끼게 되며 폐활량도 늘어나게 된다. 금연 후 3개월이 지나면 폐를 보호하는 섬모기능이 정상으로 회복되며 금연 후 1년이 넘으면 심근경색의 위험이 흡연을 하지 않은 사람의 수준으로 떨어지게 된다.

50세 이전에 금연을 하면 흡연을 지속하는 사람에 비하여 향후 15년간 사망 위험이 반으로 감소한다. 또한, 폐암의 위험은 10년간 금연하면 반으로 줄어들게 된다. 나이가 들수록 폐의 기능이 떨어지고 흡연을 하면 폐 기능의 감소 속도가 더 빨라진다. 금연을 하면 폐 기능이 비흡연자의 수준으로 개선되지는 못하더라도, 감소 속도가 비흡연자의 수준으로 완만해진다.

③ 복부비만

복부비만은 뱃살 혹은 내장비만이라고도 부르며 복강 안쪽의 내장 사이를 커튼 모양으로 연결하고 있는 장간막(그물막)에 내장지방이 많이 쌓인 상태를 이르는 말이다.

복부비만은 고지혈증, 당뇨병 같은 대사성 질환과 뇌졸중, 허혈성심장질환 같은 심혈관질환의 발생 위험을 높이므로 주의해야 한다. 식사 때 적은 양을 규칙적으로 먹는 식이요법과 함께 꾸준한 운동을 병행해 체중을 감량하면 복부비만을 치료할 수 있다. 이밖에 지방분해와 관련된 약물을 이용하는 방법도 있다.

④ 규칙적인 운동

규칙적인 운동은 모든 신체기관의 생리적 기능을 향상시켜 줌으로써 성인병을 예방하고 치료하는데 최선의 효과를 가져다 준다. 구체적인 예를 들면 다음과 같다.

♥ 폐가 튼튼해진다

규칙적인 운동을 하면 호흡근이 튼튼해져 폐활량이 증가하고, 폐(폐포)의 산소 교환 능력이 좋아져 산소 섭취량이 증가하는 등 전반적인 폐 기능이 향상된다.

♥ 심장과 혈관이 튼튼해진다

규칙적으로 운동하면 심장은 물론 혈관도 튼튼해지므로 심장으로부터 말초혈관까지 전신의 혈액순환이 좋아지게 된다. 혈액순환이 좋아진다는 것은 혈관의 내벽에 노폐물이 축적되지 않고 혈관의 탄력성이 좋아진다는 것이며, 이것은 성인병과 직접적인 관련이 있는 동맥경화증 발생 위험이 적어짐을 의미한다.

또한 심장이 튼튼해지면 심장의 용적이 커져 한번에 박출하는 혈액의 양이 증가하며, 이에 따라 일상생활 중의 심박수가 줄어들게 된다.

감소된 심박수를 24시간 단위로 살펴보면 그 누적 효과가 엄청나다는 것을 알 수 있다. 예를 들어 운동의 효과로 심박수가 1분에 평균 10회 정도 감소되었다면, 이것은 하루에 약 14,400회 정도 심박수가 줄게 되었음을 의미한다.

♥ 혈액량이 증가한다

규칙적인 운동을 하면 혈액량이 증가하고 산소 운반 역할을 하는 헤모글로빈의 양도 증가함으로써 산소운반능력이 향상된다.

♥ 대사기능이 향상된다

규칙적으로 운동하면 체지방을 감소시켜 비만을 예방하고 치료하며, 혈당을 조절하고 인슐린 감수성을 높여 당뇨병을 개선하는 효과도 있다. 또한 혈관벽에 콜레스테롤을 축적시키는 저밀도 지단백을 감소시키는 한편 콜레스테롤을 제거시키는 고밀도 지단백을 증가시켜 동맥경화를 예방한다.

⑤ 체중 조절

적절한 체중의 유지는 건강한 삶의 첫걸음입니다. 체지방이 과잉 축적되면 고혈압, 당뇨병, 심장질환 등에 걸릴 위험이 증가되며 직장암, 결장암, 유방암 등에 걸릴 위험도 커진다.

과도한 체중은 무릎 관절 등에 무리를 주고, 이로 인해 관절염이 생기면 운동량이 더욱 부족해지게 된다. 체중조절은 식사조절, 운동관리, 인지 행동치료 등을 통하여 효율적인 신체 및 정신 기능을 회복하는 데 있다.

9. 심장마비

심장의 기능이 갑자기 중단된 것을 심장마비라고 하며, 이로 인해 뇌손상을 입거나 사망에 이르게 된다. 심장마비를 일으키는 원인으로는 급성 심근경색이 있으며 이밖에 대동맥류파열, 심장파열, 급성심부전, 애덤스-스토크스 증후군 같은 자극전도장애도 심장마비의 원인으로 알려져 있다.

또 디프테리아나 장티푸스 등 급성 전염병의 회복기에 볼 수 있는 심근염 등도 심장마비를 유발할 수 있다.

✚ 심장마비의 전조증상

- 가슴이 답답하거나 호흡이 어렵다
- 가슴 통증이 지속되거나 반복된다.
- 어지럽거나 가벼운 두통이 있다.
- 맥이 빠지며 속이 울렁거린다.
- 왼팔과 어깨, 등, 목, 턱에 통증이 온다.
- 체온이 떨어지며 식은땀이 많이 난다.
- 심박동이 갑자기 빨라지거나 불규칙하다.

심장발작이 일어날 때 반드시 이런 증상이 일어난다고 할 수는 없다. 그러나 만약 이런 증상 중 한 가지라도 나타나면 지체없이 긴급구조를 요청해야 한다. 시간의 지체는 죽음과 연결되기 때문이다. 대부분의 환자는 자기가 심장발작을 일으키고 있다는 것을 잘 모를 뿐만 아니라 인정하려 들지 않는다. 흔히 소화불량이라고 생각하는 경우가 많으며 혹시 이상 증세를 느끼더라도 "내게는 그런 일이 일어날 리 없다. 나는 건강하니까 의사에게 보일 정도는 아니다. 조금 과로했을 뿐이다."라고 생각한다. 이런 식으로 심장발작이 아닐 거라고 스스로 이유를 갖다 붙일 때가 바로 적극적인 행동을 취해야 할 시점이다.

✚ 심장마비의 위험 요인

심장마비로 인한 돌연사의 원인으로는 관상동맥질환이 가장 흔하다. 관상동맥질환자 사망의 50%가 돌연심장사에 속하며, 또한 관상동맥질환 중 하나인 급성심근경색증 환자의 약 20%에서 돌연심장사가 발생한다. 협심증과 심근경색증 등과 같은 관상동맥질환과 심근병증이 심장사 환자의 약 95%를 차지하며, 대동맥질환과 대동맥 판막협착증과 같은 판막질환 등의 심장 구조적인 문제가 있는 질환들이 심장마비, 돌연심장사의 원인으로 알려져 있다.

- 변경할 수 없는 위험 요인
  - **유전성**
  - **성별(남성이 여성보다 위험)**
  - **연령**

- 변경이 가능한 위험 요인
  - **흡연**
  - **고혈압**
  - **혈액 속의 콜레스테롤 수치**
  - **운동**

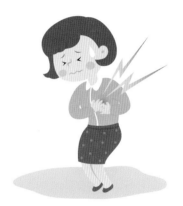

- 기타 원인
  - **당뇨병**
  - **비만**
  - **스트레스**

✚ 심장마비 예방 대책

심장마비를 예방하기 위해 가장 중요한 것은 올바른 먹을거리의 선택이다. 건강한 체중을 유지할 수 있을 정도의 음식을 먹되, 다양한 영양소가 골고루 포함되도록 여러 가지 식품을 섭취하는 것이 기본이다.

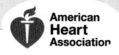

American Heart Association

미국심장협회 '심장질환을 예방하기 위한 식생활 권장사항'

① 적정한 체중을 유지하기 위해 에너지 섭취와 활동량을 조절한다. 비만은 심장질환의 주 원인이 되기 때문이다. 평소 적정 체중을 유지하기 위해 식사량과 활동량 조절이 반드시 필요하다. 적정 체중은 체질량지수(BMI)가 24kg/㎡ 이하가 되어야 하며, 허리둘레는 남자 90cm, 여자 80cm 이하가 되어야 한다.

② 채소와 과일을 충분히 섭취한다. 칼륨, 비타민, 항산화 영양소의 함유량이 높은 채소와 과일 섭취가 필요하다. 채소는 매 식사 시 두 접시 이상 충분하게 섭취하며, 과일은 하루 1~2개 섭취하도록 한다.

③ 전곡류와 섬유질 함량이 높은 식품을 선택한다. 섬유질은 혈중 콜레스테롤 수치를 낮추고 포만감을 주어 체중관리에 도움을 준다. 하루 20g 이상 섭취가 권장된다. 잡곡, 채소, 해조류 등을 섭취한다.

④ 등푸른 생선을 주 2회 이상 섭취한다. 오메가-3가 풍부한 등푸른 생선을 자주 섭취할수록 심장질환 예방에 도움이 되는 것으로 알려져 있다. 특히 생선의 오메가-3가 효과가 좋은 만큼 자주 섭취하도록 하자.

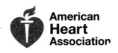

⑤ 총 열량 중에서 포화지방은 7% 이하, 트랜스지방은 1% 이하로 섭취하고, 콜레스테롤은 하루 300mg 이하로 섭취한다. 육류는 포화지방 함량이 높으므로 기름기가 적은 살코기를 먹거나 두부나 콩 등 식물성 대체식품으로 선택한다. 유제품은 무지방, 저지방 제품을 이용한다. 트랜스지방이 많은 경화유는 최대한 줄이고 포화지방이 많은 팜유 섭취도 줄이도록 한다. 커피 프림, 빵이나 과자, 라면, 냉동식품, 패스트푸드 등의 인스턴트 식품이나 가공 식품의 섭취는 반드시 줄인다.

⑥ 단 음료나 설탕이 첨가된 식품의 섭취를 줄인다. 설탕 등의 단 음식은 고중성지방혈증을 유발하고 체중을 증가시키므로 섭취를 줄이는 것이 좋다.

⑦ 소금을 거의 이용하지 않은 음식을 선택한다. 혈압을 관리하기 위한 소금 섭취량은 하루 5g 이하가 권장되므로 이를 위해서는 조리 시에도 소금 사용을 줄여야 한다. 하루에 소금을 5g 이하로 섭취하려면 소금뿐만 아니라 소금이 들어간 간장, 된장, 고추장의 장류와 화학조미료, 소스의 사용량도 조절해야 한다.

⑧ 술은 하루 1~2잔 이하로 조절한다. 과음은 혈압 상승, 비만, 고지혈증을 유발하므로 음주량 조절도 반드시 필요하다.

✚ 응급처치

　심장과 폐의 활동이 멈추어 호흡이 정지되었을 경우에 실시하는 응급처치이다. 심장과 폐의 정지 현상은 급성심부전 및 폐부전증 등에 의하여 생기므로 그 원인을 분석해서 처치에 적용해야 한다. 호흡부전증의 원인으로는 저산소, 호흡기로 폐쇄 또는 폐질환, 혈액의 산소운반능력 이상, 중추성 호흡조절능력 마비 등이 있고 심부전증의 원인으로는 심근수축력 억제, 흥분, 관상동맥 혈류량 부족 등이 있다.

　소생술은 심장과 호흡이 멈춘 지 4분 이내에 시작하면 살아날 가능성이 높으며, 시간이 갈수록 뇌가 손상되어 사망하게 된다.

　환자의 움직임이나 공포심을 최저한으로 유지시키고 환자를 가장 편안한 회복 자세로 두어 호흡이 용이하도록 한다. 회복자세에 대한 자세한 설명은 2부, 혼자서 하는 CPR을 참고한다.

10. 뇌졸중

뇌졸중은 뇌의 혈액순환장애에 의하여 일어나는 급격한 의식장애와 운동마비를 수반하는 증후군이다. 뇌졸중의 원인이 되는 뇌의 순환장애로는 출혈과 핍혈(乏血)이 있다. 출혈에는 뇌출혈이 있고, 핍혈에는 뇌혈전증(腦血栓症)과 뇌색전증(腦塞栓症)이 있다. 그리고 핍혈성 변화인 뇌혈전증과 뇌색전증을 포함하여 뇌경색(腦梗塞)이라고 총칭한다.

뇌졸중으로 사망하는 경우 그 원인은 뇌출혈이 가장 많고, 다음으로 뇌혈전증이며, 뇌색전증이 가장 적다. 뇌출혈 위험은 40세를 넘으면 급격히 증가되고, 50~60대에서 가장 높아진다.

혈압과의 관계를 보면 고혈압증에서는 뇌출혈의 빈도가 높고, 뇌혈전이나 뇌색전도 고혈압증이 주요 원인의 한 가지로 알려져 있다. 뇌출혈의 경우, 발병 초기의 사망률은 높지만 일단 급성기를 넘겨 목숨을 건졌을 때의 회복률은 높은 편이며 장애가 남는 정도도 심각하지 않은 편이다. 뇌혈전증이나 뇌색전증일 때는 완전히 회복되거나 아니면 전혀 회복되지 않는 등 치료 결과가 극단적인 경우가 많다.

✚ 뇌졸중의 전조증상

혈전(피 덩어리)이 일시적으로 뇌혈관을 막아 발생하는 것으로, 뇌졸중이 본격적으로 진행되기 전에 나타난다. 때로는 뇌 속의 일부 피의 흐름이 일시적으로 나빠져 일어나기도 하는데 뇌졸중의 전조 증상으로 가장 대표적인 것은 일과성 뇌허혈 발작이다. 이 때 한쪽 몸의 마비나 감각 이상, 언어 장애, 시력 장애 증상 등이 나타나고 일과성 뇌허혈 발작이 일어나면 조만간 뇌경색으로 진행될 수 있다.

뇌졸중의 전조 증상은 여러 가지로 나타나는데 이런 증상만으로는 뇌출혈인지 뇌경색인지 의사조차 진단하기 어려운 경우도 종종 있다. 뇌졸중의 가장 흔한 증상은 팔다리에 힘이 없어지며 마비가 오는 것인데 한쪽 팔다리가 마비되는 것을 '반신 마비' 또는 '편마비'라고 한다. 갑자기 한쪽 팔다리에 힘이 빠지면 뇌졸중으로 의심해야 하며 특히 이러한 증상이 갑자기 나타나면 최대한 빨리 병원을 찾아야 한다.

✚ 뇌졸중의 위험요인

 뇌졸중의 위험인자는 다양하다. 이를 불변성 인자와 가변성 인자
로 나누면 아래와 같다.

① 불변성 인자

- 고령
- 남성
- 뇌졸중의 가족력
- 아프리카, 아시아계 인종

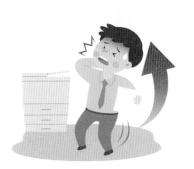

② 가변성 인자

- 일과성 허혈성 발작이나 뇌졸중의 병력
- 심근경색, 심방세동, 울혈성 심부전의 병력
- 클라미디아 및 치은염 감염
- 고혈압   - 관상동맥 협착
- 당뇨병   - 흡연
- 심실부전   - 과도한 알코올 섭취
- 혈액학적 이상   - 혈액응고 질환

11. 이물질 제거

✚ 이물질 제거 방법

- 의식이 없는 환자에게만 실시한다.
- 엄지와 나머지 손가락을 사용하여 환자의 턱과 혀를 잡고 위쪽으로 들어 올리며 혀를 잡아당겨 이물을 꺼낸다.
- 입을 벌릴 수 없으면 엄지와 검지를 교차시키는 손가락 교차 법을 실시하여 입을 벌린 후 혀와 턱을 들어 올린다.
- 다른 손의 검지를 입안으로 깊이 넣고 갈고리 모양으로 걸어서 꺼낸다.
- 이물이 잡히면 제거한다. 이물이 더 깊이 들어가지 않도록 조심한다.

✚ 예방

- 음식을 입안에서 충분히 씹어서 섭취할 것.
- 음식물이 입안에 있는 상태로 크게 웃거나 말하지 말 것.
- 영아, 유아나 어린이는 음식물이 입안에 있을 때 놀거나 달리

기를 하지 못하게 할 것.

■ 영아, 유아나 어린이의 주변에 유리구슬 또는 위험한 물체
  를 가까이 두지 말 것.

✚ 기도폐쇄 확인 방법

기도폐쇄는 흔히 일어나지는 않지만, 즉각적인 처치가 없으면 사망할 수도 있다. 이물질에 의한 기도폐쇄는 가벼운 상태와 심각한 상태로 나눌 수 있다. 환자가 손으로 목을 붙잡은 상태로 기침 소리를 낼 수 없고 얼굴이 청색으로 변하면 산소결핍 증세다.

말이나 호흡을 할 수 없는 등 기도폐쇄의 징후를 보이면, "목에 뭐가 걸렸나요?" 또는 "목이 막히나요?"라고 빨리 물어보아서 환자가 말을 못하고 고개만 끄덕이면, 심한 기도폐쇄 상태로 판단하고 즉각적인 치료를 실시해야 한다.

① 부분 기도폐쇄

환자가 의식이 있고, 기침을 할 수 없는 경우에는 하임리크 구명법을 시행한다. 우선 환자를 세우거나 앉힌 뒤, 환자의 옆에 서서 한 손은 환자의 앞가슴을 받치면서 환자의 등을 숙여 손바닥 끝으로 등의 날개 뼈 상단 중앙 부분을 5번 세게 두드려준다. 이물질이

나오지 않았다면 환자의 뒤로 가서 다리와 다리 사이에 한 발을 집어 넣어 팔로 감고 한 손은 주먹을 말아서 쥔다. 말아서 쥔 주먹 엄지손가락 부분을 환자의 배꼽 위에 세워서 대고 다른 손으로 감싸 위와 명치 쪽으로 5번 끌어올린다.

다시 밖으로 나와서 환자의 등을 숙여 손바닥 끝으로 날개 뼈 상단 중앙 부분을 5번 세게 두드려준다. 이물질이 제거되거나 환자가 숨을 쉬거나 혹은 기침을 하면 하임리크 법을 중단하고 환자가 자유롭게 호흡을 하는지 지켜본다.

이물질이 밖으로 나와 의식이 돌아온 뒤에는 장기가 손상됐을 가능성이 있으므로 반드시 의료기관의 진료를 받는다.

② 완전 기도폐쇄

환자의 의식이 없어진 경우에는 환자를 반듯이 눕힌 상태에서 30번의 흉부압박과 2번의 구조호흡을 실시한다. 이물질을 제거했는데도 구조호흡이 들어가지 않는 경우는 기도에 또다른 이물질이 있기 때문이다. 구조호흡이 들어갈 때까지 30번의 흉부압박과 2번의 구조호흡을 반복해서 실시한다.

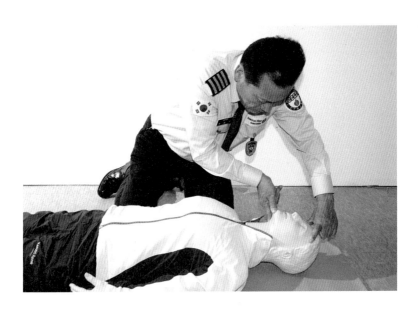

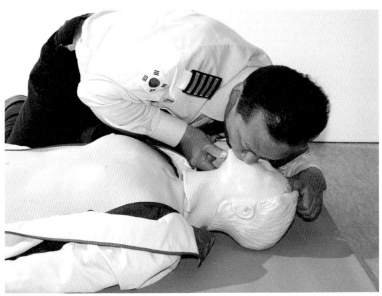

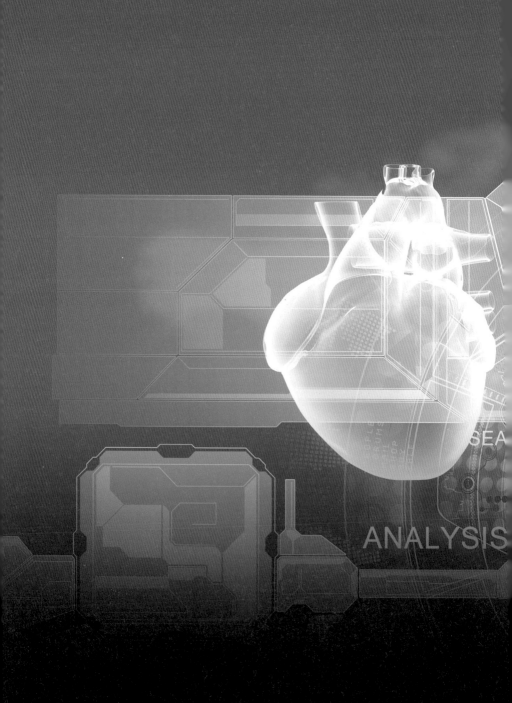

CPR 기술(실습)

CPR을 필요로 하는 상태의 거의 대부분이
예방을 할 수 있는 상태이다. 따라서 어린이와 영아에게
안전한 환경을 만들어주는 데 특별한 주의를 기울여야 한다.

CPR 기술(실습)

1. CPR 기술

조기에 실시되는 CPR은 갑자기 일어나는 심장정지와 호흡정지 시 구조의 단계로서 매우 중요한 링크(Link)이다. CPR은 Mouth to Mouth (입에서 입으로 하는 구조호흡) 혹은 Mouth to Nose(입에서 코로 하는 구조호흡)와 함께 흉부에 압박을 실시하는 구조과정이다. 이는 의학치료가 시작되기 전, 산소를 실은 혈액을 뇌와 각 장기에 보내는 중요한 역할을 한다.

심장마비가 일어나면 몇 초 사이에 환자는 의식을 잃는다. 먼저 119번으로 전화 신고를 한 다음에 조기 CPR, 조기 제세동기, 조기 고도 의료처치를 함으로써 환자에게 구명의 기회가 주어진다. CPR 내용에는 세 가지의 CAB가 있다

```
C ............... 순환 ..................... Circulation
A ............... 기도확보 ............... Airway Open
B ............... 환기 ..................... Breathing
```

2. 혼자서 하는 CPR (성인용)

✚ 핸즈온리(Hands Only) CPR

2010년도 12월에 미국심장협회에서 핸즈온리 CPR이라는 매뉴얼을 발표했다. 심장마비로 의식을 읽고 쓰러진 환자에게 누구나 쉽게 사용할 수 있도록 하기 위한 응급처치 방법이다. 먼저 의식 확인을 하고 의식이 없는 환자는 119에 전화로 신고한 뒤 구조호흡 없이 흉부압박만 1분에 100회의 속도로 눌러준다. 숙달되지 않은 상태로 구조호흡을 하는 것보다는 정확하게 흉부압박을 하는 것이 효과적이기 때문이다.

① 의식 확인

환자의 어깨를 가볍게 두 번 두드리며 귓전에 가까이 대고 "괜찮아요? 괜찮아요?"하고 불러본다. 만일 의식이 없다면 주위 사람을 시켜 119에 신고하게 하고 혼자만 있는 경우라면 신속하게 119에 전화를 한다.

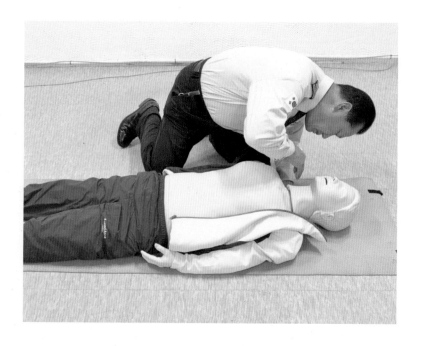

② 흉부압박

환자의 유두와 유두 사이를 마음속으로 일직선으로 긋고 가슴과 만나는 중앙부분에 손바닥의 끝부분을 올려놓는다. 수직압력으로 누르지 않으면 갈비뼈가 부러지면서 심장이나 폐장을 찔러 환자가 사망하게 되므로 흉부압박은 반드시 수직으로 눌러야 한다. CPR 에서 성인의 나이는 9세 이상으로 몸무게나 신체의 특징에 따라서 흉부압박은 5cm-6cm 깊이로 눌러야 한다

▼올바른 압점

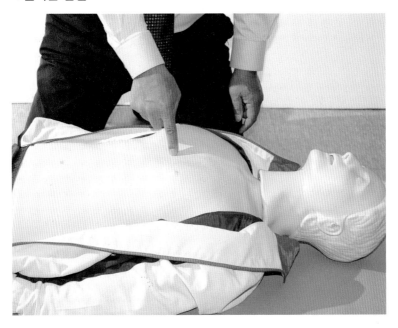

③흉부압박은 언재까지 하는가?

환자가 자기 힘으로 호흡을 하고 맥박이 뛸 때까지, 또는 응급차
가 현장에 도착할 때까지 계속 흉부압박을 한다.

▼흉부압박

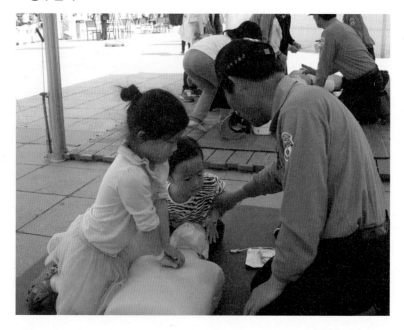

✚ 전문 구조요원 CPR

환자 발견 시 1분에 100회의 속도로 흉부압박 30회를 실시한다. 누르는 정도는 약 5cm~6cm 깊이로 눌러준다. 흉부압박이 끝나면 기도를 확보하면서 구조호흡을 5초 안에 2회 불어 넣는다. 30번의 흉부압박과 2번의 구조호흡을 총 5회 반복해서 실시한다. 그런 다음 맥박을 확인하고 만일 맥박이 없다면 환자의 의식이 돌아올 때까지 30번의 흉부압박과 2번의 구조호흡을 다시 실시한다.

① 흉부압박

흉부압박을 함으로써 산소를 실은 혈액을 심장에서 폐와 뇌 그리고 순환동맥으로 보낼 수 있다. 30번의 흉부압박과 2번의 구조호흡을 같이 한다.

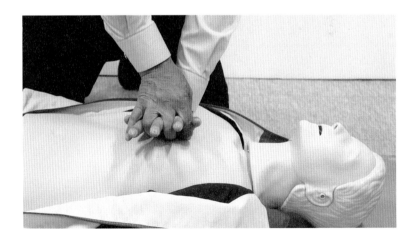

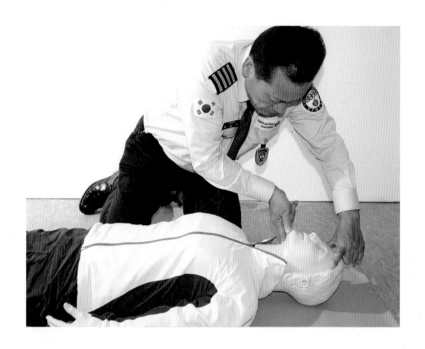

② 기도확보

심폐소생술을 실행하는 두 번째 순서로 기도를 확보한다. 먼저 엄지와 검지로 이마를 잡고 머리를 뒤로 젖혀 기도를 확보하면서 반대쪽 손은 옆 턱을 가볍게 받쳐준다. 의식이 없는 환자는 근육이 느슨해져 설근이 기도를 막는 경우가 있으므로 주의해야 한다.

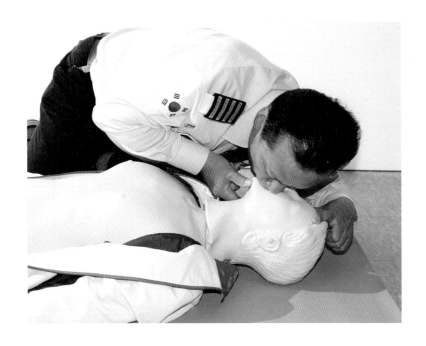

③ 구조호흡

호흡이 정지되면 인체와 폐 그리고 혈액 속에 남은 산소로 버티다가 4분 후에는 죽음이 오게 된다. 구조호흡은 구강 대 구강 (Mouth to Mouth)으로 구조호흡을 실시하여 환자의 폐 속에 산소를 불어넣는 방법이다. 구조자가 호~ 하고 내뿜는 공기에도 약 75cc 정도의 산소가 남아 있다. 따라서 밖으로 내뿜는 숨에 담긴 산소로도 환자에게 필요한 산소를 공급할 수가 있는 것이다.

환자가 맥박이 있고 호흡이 없을 경우에는 5초에 한 번씩 구조호흡을 불어넣는다. '푸우'하고 한번 구조호흡을 불어넣은 뒤 1and, 2and, 3and, 4and, 5and" 세고 두 번째 구조호흡을 불어넣는다. 2분간 실시 후에도 계속해서 호흡이 돌아오지 않으면 같은 방법으로 구조호흡을 반복한다.

▼기구를 이용한 구조호흡

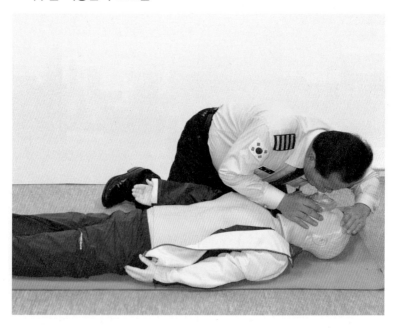

④ 총경동맥

두경부에 분포하는 동맥의 주된 가지로 우측은 완두동맥, 좌측
은 대동맥궁에서 각각 분기하여 기관과 후두의 외측을 지나 상행
하여 갑상연골상연의 높이에서 내경동맥과 외경동맥으로 나누어
진다.

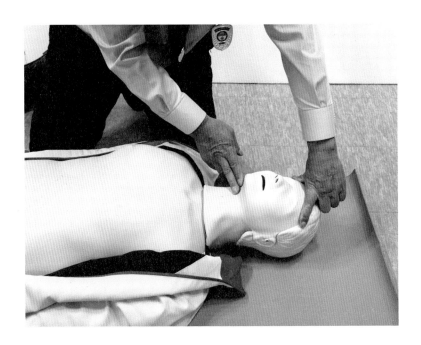

⑤ 회복체위

심폐소생술을 실시한 후 환자 스스로 호흡을 하고 맥박이 뛰는 상태가 되었을 때에는 환자의 몸을 옆으로 눕혀 편안하게 회복체위로 쉬게 한다.

구조자 쪽 앞에 있는 환자의 팔을 가슴 위로 올린다. 반대쪽 팔은 위로 향하게 한다. 구조자 쪽 앞에 있는 환자의 무릎을 접어 굴릴 듯이 반대 방향으로 굴린다. 발은 편안하게 내려놓고 머리를 옆으로 하여 심장의 박동과 호흡을 편안하게 할 수 있도록 한다.

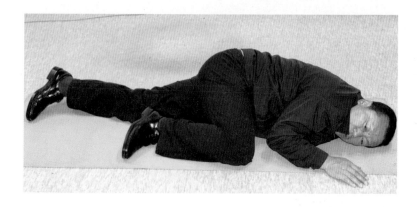

3. 유익한 어드바이스

✚ 혼자서 구조할 때

① 상황이 안전한가를 확인한다. 나를 도와줄 사람이 있는지 확인한다.

② 손으로 가볍게 환자의 어깨를 두 번 두드리며 귓전에 가까이 대고 "괜찮아요? 괜찮아요?"하고 불러본다.

③ 의식이 없으면 주변 사람에게 119번으로 신고를 부탁한다.

④ 머리와 목을 받치면서 환자를 반듯하게 눕힌다. 엄지와 검지로 이마를 잡고 머리를 뒤로 젖혀 기도를 확보하면서 반대쪽 손은 총경동맥을 짚어 5초에서 10초 안에 맥을 확인한다.

⑤ 맥이 없다면 심장이 뛰지 않는 것이므로 1분에 100회의 속도로 흉부압박 30회를 실시한다. 누르는 깊이는 약 5cm-6cm 정도면 된다.

⑥ 흉부압박이 끝나면 바로 2번의 구조호흡을 불어 넣는다. 구조호흡을 할 때 손으로 코를 잡지 않는다. 좌측의 볼로 코를 막으며 환자의 입보다 더 크게 환자의 입을 감싸서 입안의 공기가 밖으로 새어 나오지 않게 한다.

⑦ 30번의 흉부압박과 2번의 구조호흡을 한 세트로 하여 총 5세트 실시한다. 이후 맥박을 확인하고 만약 맥박이 없다면 30번의 흉부압박과 2번의 구조호흡을 다시 5회 실시한다.

✚ 두 사람이 구조할 때

① 먼저 본인 소개를 하고 "나도 CPR을 배웠어요. 도와드릴까요?"등의 질문을 하며 119구조대나 의료기관에 신고 또는 도움을 청했는지 묻는다. 맥박을 확인한다.

② 맥박이 없을 경우에는 첫 번째 구조자는 30번의 흉부압박을 실시하며, 두 번째 구조자는 흉부압박과 구조호흡을 15:2로 한다. CPR이 중단되지 않도록 한다. 두 번째 구조자는 첫 번째 구조자의 구명에 효과가 있는지 확인한다. 확인 방법으로는 먼저 구조호흡을 불어넣을 때 환자의 가슴이 부풀어 오르는지를 확인한다. 다음으로 흉부압박을 하고 있을 때 맥박을 확인한다.

③구조호흡과 흉부압박을 하고 있는 구조자가 지쳤을 경우에는 구조대가 도착할 때까지 둘이서 교대로 한다.

4. 기도폐쇄기술 (하임리크 법)

✚ 의식이 있는 성인

 환자와 대화할 수 있는지, 기침을 할 수 있는지를 확인한다. 환자의 옆에 서서 한 손으로 앞가슴을 받치면서 등을 숙여 손바닥 끝으로 등의 날개뼈 상단 중앙 부분을 5번 세게 두드려준다. 이물질이 나오지 않으면 나올 때까지 계속 하임리크 법을 실시한다. 만약 환자가 의식을 잃었을 경우에는 하임리크 법을 중지한다.

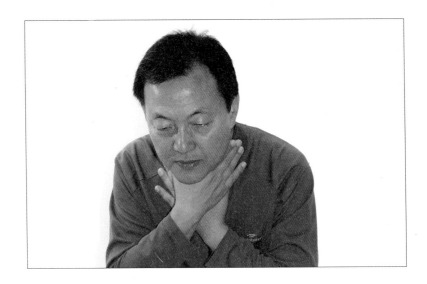

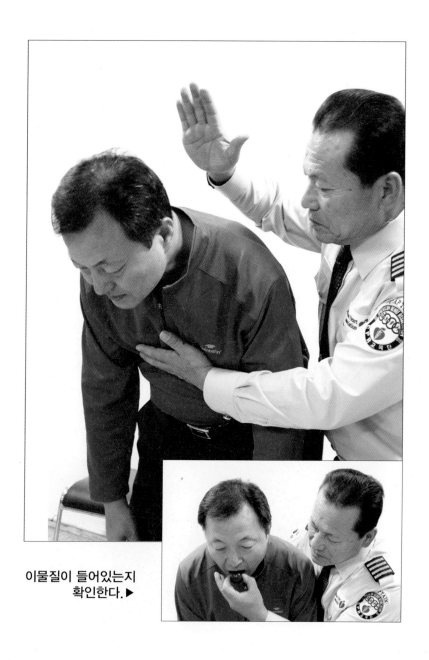

이물질이 들어있는지
확인한다. ▶

✚ 의식이 있는 임신부

만약 환자가 임심중이거나 비만체질일 때에는 흉부에 충격을 가
한다.

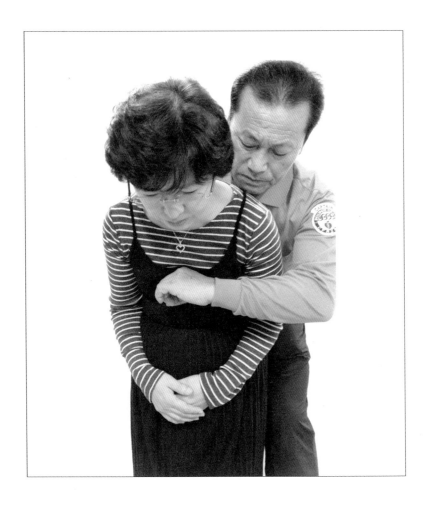

이물질이 나오면 손으로 꺼내고 구조호흡을 불어넣는다. 구조호흡이 들어가지 않을 경우 이물질이 또 있다는 것을 생각하고 흉부압박과 구조호흡이 들어갈 때까지 계속 실시한다.

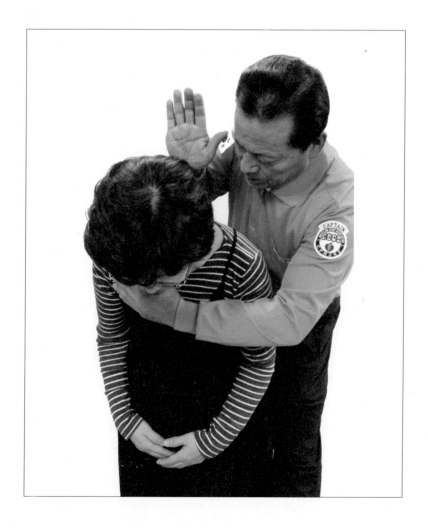

✚ 기도폐쇄 예방

CPR 기술을 익히는 것에 앞서 영아와 어린이의 심장기관이나 호흡기관에서 일어나는 문제의 원인을 어떻게 예방할 것인지 알아둘 필요가 있다. CPR을 필요로 하는 상태의 거의 대부분이 예방을 할 수 있는 상태이다. 따라서 어린이와 영아에게 안전한 환경을 만들어주는 데 특별한 주의를 기울여야 한다.

자동차에 태울 때 어린이와 영아의 연령에 적합한 안전시트 등을 준비해야 하며 자전거를 탈 때는 헬멧을 씌워야 한다. 또한 화재통보기(연기탐지기)를 설치함으로써 어린이 부상의 50% 이상을 방지할 수 있으며 부상에 의한 사망자 총 수의 50%를 방지할 수 있다.

영아나 어린이에게 성냥이나 불이 무섭다는 것도 미리 가르쳐야 한다. 영아에게는 장난감 구슬이나 작은 장난감류, 압핀, 유리구슬 등을 마음대로 가지고 놀게 해서는 안 된다.

또 땅콩 등도 영아나 젖먹이의 손이 닿지 않는 곳에 보관해야 한다. 영아나 어린이가 걸어다니고 있을 때, 놀고 있을 때, 울고 있을 때는 먹을 것을 입에 넣어 주지 않도록 한다.

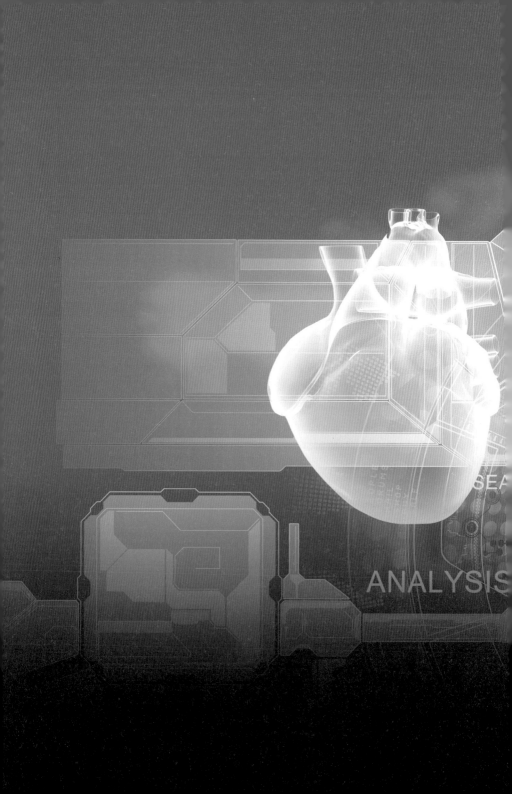

CPR 자기 테스트

기도 완전폐쇄 시에는 환자가 말하거나 호흡, 기침하는 것이

불가능하다. 환자는 이런 때에 목에 손을 대서

신호를 하게 되는데 이는 만국 공통 신호라고 할 수 있다.

CPR 자기 테스트

1. CPR에 관해서 흔히 듣는 질문

AIDS나 간염 등 CPR로 인한 전염병 감염에 대해 우려하는 목소리들이 있다. 그러나 CPR로 인해 전염병에 걸릴 확률은 극히 낮다. 현재에 이르기까지 구강 대 구강 구조호흡법으로 인해 AIDS나 간염이 전염된 적은 없지만 혹시나 발생할 위험을 예방하기 위해 페이스 마스크와 같은 실드를 사용하고 있다.

중요한 것은 호흡정지나 심장정지의 70~80%가 가정 내에서 일어나고 있다는 사실이다. 이러한 경우에는 가족들 간에 환자의 용태에 대해 잘 알고 있다. CPR을 습득하는 가장 큰 목적은 자기의 가족이나 친한 친구를 구하기 위한 것이다.

2. CPR 요점 반복 숙달

✚ CPR 요점 정리

① 혼자서 환자를 발견한 경우

이럴 때 먼저 전화를 걸어야 하는지, 아니면 CPR을 실시해야 하는지 헷갈리는 경우가 있다. 환자가 어린이일 경우, 먼저 의식이 있는지 확인하고 의식이 없으면 119에 신고한다.

엄지와 검지로 어린이의 이마를 잡고 머리를 뒤로 젖혀 기도를 확보하면서 반대쪽 손은 총경동맥을 짚어 5초에서 10초 안에 맥을 확인한다. 맥이 없다면 심장이 뛰지 않는 것이므로 약 4cm~5cm 깊이로 흉부압박 30회를 실시한다. 속도는 1분에 100회의 속도를 유지한다. 흉부압박이 끝나면 바로 2번의 구조호흡을 불어 넣는다. 30번의 흉부압박과 2번의 구조호흡을 총 5회 실시한 뒤 맥박을 확인한다. 맥박이 없으면 30번의 흉부압박과 2번의 구조호흡을 다시 5회 실시한다.

② 환자가 의치를 끼고 있을 때

되도록 의치는 그대로 둔다. 의치를 끼고 있어야 환자의 입에다 자기 입을 덮어 밀봉하면서 구조호흡을 할 때 공기가 새는 것을 막을 수 있기 때문이다. 만약 의치가 너무 헐렁하거나 방해가 되는 경우에는 부득이 제거한다.

③ 위의 팽창을 방지하려면?

숨을 불어넣을 때 압력이 너무 높거나 혹은 기도가 일부 폐쇄되어 있을 때는 공기가 위장으로 들어가서 위가 팽창하게 된다. 이럴 때는 구조호흡의 속도와 압력을 조절함으로써 위의 팽창을 최소한으로 막을 수 있다. 환자의 입에 1 호흡 시 1초의 속도로 하며 또 흉부가 봉긋이 올라올 정도로 공기를 불어 넣는다.

④ 임산부나 고도비만인 환자의 기도가 완전 폐쇄되어 있을 때

임신의 진행도나 비만의 정도에 따라 안전하고 효과적으로 복부에 충격을 가하지 못하는 경우를 제외하고는 다른 환자와 같이 처치한다. 만일 복부충격을 할 수 없는 경우에는 흉부충격을 한다. 의식이 있는 환자에게 흉부충격을 가할 때는 환자가 서 있거나 앉아있는 경우, 환자의 옆에서 등의 날개뼈 상단 중앙 부분을 5번 세게 두드린다.

이물질이 나오지 않으면 환자의 뒤로 돌아가서 한 발은 다리와 다리 사이에 넣고 좌측 손은 말아 쥐어 배꼽 위에 세워서 대고 우측 손은 좌측 손을 감싸 잡아 명치 쪽으로 5번 끌어 올린다. 다시 환자의 옆에서 등의 날개뼈 상단 중앙 부분을 5번 세게 두드린다.

⑤ 의식이 있고 기도가 폐쇄된 환자의 처치는 언제 시작하는가?

이물질에 의해 기도가 완전히 폐쇄될 수도 있지만 부분적으로 폐쇄되는 경우도 있다. 부분적으로 기도가 폐쇄된 상태에서는 환자가 효과적으로 환기할 수 있는 경우와 못하는 경우가 있다. 환기를 효과적으로 할 수 있는 경우에는 기침을 하고 "헉, 헉" 헐떡이면서도 환기를 할 수가 있다. 환기를 효과적으로 할 수 있는 환자는 계속해서 스스로 기침을 하며 호흡을 하도록 해야 한다. 이런 상태에서는 환자의 이물질을 토해내기가 쉽다.

효과적으로 환기를 못하는 경우 혹은 환기를 했으나 악화되었을 경우에는 기침을 못하며 숨을 들이쉴 때 고음을 낸다. 이런 상태는 부분적인 기도폐쇄이지만 기도가 완전히 폐쇄되었을 때처럼 처치한다.

기도 완전폐쇄 시에는 환자가 말하거나 호흡, 기침하는 것이 불가능하다. 환자는 이런 때에 목에 손을 대서 신호를 하게 되는데 이는 만국 공통 신호라고 할 수 있다. 만약 환자가 말을 못 할 경우에는 기도폐쇄 처치를 실시한다.

⑥ 구조호흡 시 환자의 입이 벌어지지 않으면?

입에서 입으로의 구조호흡을 할 수 없는 경우에는 입에서 코로의 구조호흡을 실시한다. 자세한 방법은 다음과 같다.

- 이마에 엄지와 검지를 대고 머리를 뒤로 젖혀 기도를 확보한다.

- 다른 한 손으로 옆 턱을 가볍게 받쳐준다.

- 자기의 볼로 환자의 코를 밀봉하고 입에다 숨을 2번 불어넣는다.

- 환자가 숨을 뱉어낼 때는 누르고 있는 턱을 느슨하게 한다.

- 하임리크법을 실시하는 데 따르는 위험은 내장에 장애가 생기거나 구토를 유발할 수 있다는 것이다. 복부충격의 경우 구조자의 손은 배꼽 위에 두어야 한다.

- 영아의 경우에는 복부충격을 하면 내장에 장애가 생기므로 하임리크법을 사용하지 않고 배부고타법이나 흉부압박을 한다.

⑦ 혼자 있을 때 기도가 폐쇄되면?

먼저 좌측 손은 주먹을 말아 쥐고 우측 손은 좌측 주먹을 감싸 쥐며 배꼽 위에 세워서 대고 구조자가 하는 것과 마찬가지로 위쪽 명치 쪽으로 5회 끌어올린다. 탁자나 의자 등과 같은 딱딱한 것에다 복부를 대고 재빠른 속도로 누른다.

강하게 반복하면서 기침을 계속한다. 기침할 때마다 먼저 심호흡을 한다. 깊으면서도 길게 하는 듯한 기침은 폐 안쪽에서부터의 가래 생성과 배출을 쉽게 해준다. 심호흡과 기침은 약 2초 간격으로 끊임없이 반복해야 하며 도움을 줄 사람이 나타나거나 심장박동이 정상적으로 돌아왔다고 느껴질 때까지 계속해야 한다.

심호흡은 산소를 폐로 운반하는 역할을 하며 기침은 심장을 쥐어

짜 혈액이 순환할 수 있도록 돕는 역할을 한다. 심장을 쥐어짜 주는 압력(Squeeze Pressure)은 또한 심장이 원래의 리듬으로 돌아갈 수 있도록 도와준다. 이렇게 해서 심장발작이 일어난 사람도 병원까지 가는 시간을 벌 수 있다.

⑧ 물에 빠진 사람의 구조

먼저 반응이 있는지 살펴보고 반응이 없는 것으로 판단되면 기도를 확보하고 흉부압박을 실시한다. 30번의 흉부 압박과 2번의 구조호흡을 5회 실시한다. 차가운 물 속에 빠져 있던 희생자가 20~30분 후에 소생된 예도 있으므로 포기하지 않고 실시한다. 특히 어린이가 물에 빠지는 경우가 많으므로 이미 늦었다고 단념하지 말고 30:2로 흉부압박을 계속한다.

환자를 수송하는 것과 같은 특별한 사정을 제외하고는 절대 CPR을 중단해서는 안 된다. 만약 계단을 오르거나 내려가는 등 환자를 꼭 움직여야 하는 경우에는 잠시 중단하고 계단의 평평한 곳에서 다시 CPR를 실시한다.

⑨ 손의 부상이나 관절염 등으로 흉부압박을 하기 어려울 때

흉부압박을 할 때 두 손을 포개서 하게 되는데 중심적인 역할을 하는 쪽은 아래에 놓인 손이다. 위에 있는 손은 아래에 있는 손이 움직이지 않도록 하는 역할을 한다. 따라서 한쪽 손에 부상을 입었다면 아프지 않은 손을 가슴뼈 위에 놓고 그 위에 아픈 손을 올려 놓은 상태로 흉부압박을 실시한다. 중요한 것은 가슴뼈 바로 위에 놓인 손이 움직임 없이 정확하게 흉부압박을 할 수 있도록 한다는 것이다.

⑩ CPR 연수는 얼마 동안의 빈도로 받아야 하는가?

CPR 기술 연수를 위해 미국 사단법인 CPR 교육단의 경우 1년마다 보수 교육을 하고 있다. 보수교육은 1년에 4시간 정도 이루어진다. 궁금한 사항이나 의문점이 있으면 사단법인 CPR 교육단으로 문의하기 바란다.

⑪ CPR의 효과를 어떻게 알 수 있는가?

흉부압박이나 구조호흡은 AHA의 가이드라인에 따라서 실시한다. 성인의 흉부압박은 흉골을 5m~6cm 깊이로 누르면 충분하다. 만약 구조자가 한 사람 더 있다면 CPR을 실시하고 있을 때 환자의 총경동맥을 촉진하도록 부탁한다. 흉부를 압박할 때마다 총경동맥이나 상완동맥에 강한 맥박이 감지된다. 구조호흡의 효과를 체크할 때는 환자의 가슴이 숨을 들이쉬었을 때 부풀어 오르는 것을 관찰한다. 들이쉬는 공기의 양이 너무 많으면 팽창될 수 있으므로 주의한다.

⑫ **맥박이나 호흡이 돌아왔는지 어떻게 알 수 있는가?**

멈추었던 맥박은 극적으로 재개할 때도 있지만 모르는 새 돌아오는 경우도 있다. 또한 호흡 개시와 함께 맥박이 뛰는 일도 있지만 그렇지 않은 경우도 있다. 극적인 경우, 환자가 크게 숨을 쉬려고 헐떡이거나 몸을 움직이면서 의식을 되돌리기도 한다. 그 외에 조용히 맥이 돌아오는 경우에는 맥박을 체크하기까지 알아차리지 못하는 경우도 있다.

성인 환자의 경우, 흉부압박과 구조호흡을 5회 실시한 다음 맥박이 돌아왔는지 확인한다. 맥박이 없다면 30번의 흉부압박과 2번의 구조호흡을 5회 실시한다.

호흡이 있으면 기도를 확보한 채 맥박과 호흡을 관찰한다. 환자를 회복 체위로 눕혀 기도를 유지한다. 호흡하지 않으면 구조호흡을 실시한다. 성인의 경우에는 5초마다 1회, 어린이나 영아는 3초마다 1회 실시하며 계속해서 맥박을 체크한다.

⑬ **목으로 호흡하는 환자의 CPR은?**

수술로 성대가 적출되어 영구히 목에 구멍이 나서 그곳으로 기도나 기관이 직접 이어져 있는 경우에는 환자가 목으로 호흡하게 된다. 이런 환자는 목을 보면 구멍이 뚫려 있어서 그것을 보고 알 수 있다. 이러한 환자의 호흡 체크는 구조자의 귀를 목에 나 있는 구멍 가까이에 대고 한다.

⑭ **환자가 침대 위에서 발견된 경우**

딱딱하고 안정된 장소를 확보하기 위해 환자를 바닥에 내려놓으려고 할 때 환자의 척추를 다치지 않게 하려면 어떻게 해야 할까? 환자를 움직일 때는 항상 환자의 목과 머리를 보호하고 만약 혼자서 움직일 수 없으면 환자를 침대 위에 그대로 두고 등 부분에 딱딱하고 평평한 것을 대어주는 것이 좋다.

⑮ **심장발작이라고 생각되는 성인을 보았을 때**

먼저 환자를 진정시켜 조용히 누워 있게 한다. 협심증이든 심장발작이든 모두 심근에 산소가 충분히 공급되지 못했을 때 일어나므로 환자의 움직임을 최소한으로 한다. 만약 몇 분이 지나도 흉부의 불쾌감이 계속되면 구급의료기관에 전화한다.

✚ **CPR의 위험성**

CPR을 잘못하면 환자에게 장애를 주는 일이 있으므로 퍼포먼스 가이드라인에 따라 먼저 마네킹으로 실습하도록 권한다. CPR을 잘못 실시하는 가장 흔한 예로는 올바르지 않은 손의 위치를 들 수 있다.

흉부압박 시 손의 위치가 잘못되면 가슴뼈가 골절되거나 간장, 폐, 비장 등을 다치게 할 수 있다. 또한 흉부를 누른 채로 압력을 계속하면 심장에 혈액이 충만하지 못하게 된다. 간혹 손을 튕기며 흉부압박을 하는 경우가 있는데 손의 위치가 늑골에서 빗나가게 되므로 주의해야 한다.

흉부압박을 할 때 어느 정도의 깊이로 하는지가 매우 중요하다. 늑골을 충분히 깊게 압박하지 않으면 뇌나 중요한 기관에 혈액이 공급되지 않는다. 반대로 너무 깊게 압박하면 내장을 다치게 하는 일도 있으니 적정 깊이를 지켜야 한다.

기도가 충분히 열려 있지 않은 상태에서 구조호흡을 할 때, 불어 넣는 공기가 너무 많거나 호흡의 속도가 너무 빠르면 위장에 공기가 들어가서 팽창하게 된다. 이 경우, 환자가 구토하게 되어 오히려 호흡이 충분하지 못하게 된다.

✚ 하임리크 법(Heimlich Maneuver)

복부에 충격을 가하는 경우, 손의 위치가 바르지 못하면 내장에 장애를 줄 수도 있다. 올바르게 CPR을 실시하고 있을 때도 흉부를 압박했을 때 '팡'하고 뭔가 파열하는 소리가 들리거나 '픽'하는 소리가 들리면 일단 압박을 중지하고 손의 위치를 확인한 다음 계속해야 한다.

만약 손의 위치가 정확한데도 소리가 났다면 아마 연골관절에서 늑골이 흉골로 이탈했을 가능성이 높다. 이러한 장애는 심폐소생술이 성공하면 후일 회복될 수 있다. 손의 위치가 올바르다 해도 늑골의 타박상은 일어나기 쉽다. 특히 고령자나 병을 가진 환자에게 일어나기 쉽지만 이 증상도 나중에 회복할 수 있다.

심장이 정지해 버린 환자에 대해서 위와 같은 장애의 우려 때문에 CPR을 실시하지 않거나 필요한 압박을 가하지 않는다면 환자의 죽음은 확실하게 된다.

따라서 장애의 우려 때문에 심장이 멎은 사람을 방치하기보다는 적극적으로 CPR을 실시하는 편이 소생의 가능성이 높다는 점을 기억하자.

만약 환자가 구토를 시작하면 환자의 머리와 몸을 옆으로 돌려 토사물이 기도로 들어가지 않도록 한다. 입속에 들어 있는 토사물은 손수건 등을 손가락에 감아 입속에 넣어 빙그르르 휘저어 제거한다. 급하면 옷자락 등을 찢어서라도 환자의 토사물을 제거한 후 원래의 자세로 돌려 CPR을 계속한다.

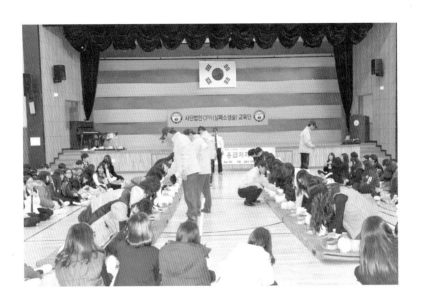

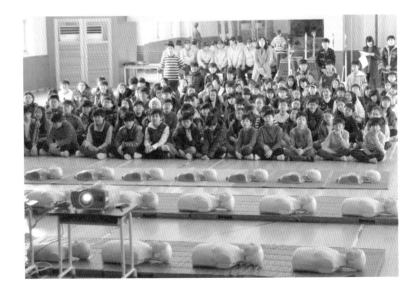

3. CPR 필기시험 문제

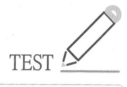

TEST

---

1. CPR이란?

2. 올바른 흉부압박의 3 point는?

가)

나)

다)

3. 호흡기계의 명칭을 적으시오.

가) 코-

나) 입-

다) 혀-

라) 식도-

마) 폐-

---

4. 돌연사의 주된 원인을 5가지 이상 적으시오.

가)

나)

다)

라)

마)

5. 심장발작을 일으키고 있는 환자는 다음 중 어떻게 느끼는가?

 가) 불쾌한 압박감

 나) 가슴 근처가 조이는 느낌

 다) 소화불량

 라) 가)나)다) 위의 항목 모두

6. 척추의 부상이 의심되지 않는 환자의 기도확보 방법은?

 가) 입과 목 안을 닦는다.

 나) 머리를 뒤로 젖히고 턱을 위로 향해 밀어 올린다.

 다) 환자의 등을 두드린다.

 라) 머리를 한쪽으로 향하게 한다.

7. 성인 환자에게 흉부압박을 할 경우 적당한 깊이는?

 가) 2~3cm   나) 3~4cm   다) 4cm~5cm   라) 5~6cm

8. 구조자가 CPR을 할 때 환자의 용태로 맞는 것은?

가) 뇌에 장애가 오고 있다.

나) 호흡이 얕다.

다) 동공이 열려 있다.

라) 호흡이나 맥박이 없다.

9. 대인 환자에게 흉부압박을 할 경우 올바른 압점은?

가) 흉골의 하부 절반 부분   나) 흉골의 상부 3분의 1가량

다) 흉골 한 가운데   라) 흉골의 끝부분

10. 환자의 맥박을 보기 위해 구조자가 촉진해야 하는 맥은?

가) 팔의 상부 상완동맥

나) 허벅지와 가랑이 근처의 대퇴부동맥

다) 목에 위치한 총경동맥

라) 손목의 요골동맥

11. 환자의 폐가 충분히 환기되지 않는 이유를 다음 중에서 찾으면?

가) 위 속에 공기가 너무 들어갔다.

나) 기도 확보가 되지 않았기 때문이다.

다) 밀봉 상태가 충분하지 않다.

라) 가)나)다) 항목 모두 해당

12. 환자의 기도를 확보하기 위해 구조자가 먼저 할 일은?

가) 구조호흡을 실시한다.

나) 머리를 적절한 위치에 놓는다.

다) 목구멍에서 이물질을 제거한다.

라) 환자를 가볍게 흔들며 괜찮은지 물어본다.

13. 호흡정지 후 심장 정지까지 4분 이내의 시간을 무엇이라고 하는가?

14. 흉부압박은 언제까지 하는가?

가) 호흡과 맥박이 느껴지지 않으면 멈춘다.

나) 흉부압박 후 10분 정도가 지나도 소생의 기미가 없으면 멈춘다.

다) 구조자가 쓰러질 때까지 계속한다.

15. 의식이 없는 환자의 호흡 판단은?

가) 맥박을 본다.　　　　　　나) 동공이 열렸는지 본다.

다) 환기 상태를 본다.　　　　라) 피부가 변색되었는지를 본다.

16. 체인오브써바이벌(Chain of Survival) 1번부터 3번까지 기재하시오.

1)

2)

3)

17. 기도폐쇄에 대한 내용을 상세히 적으시오.

1)

2)

3)

4)

5)

18. CPR의 CAB에 대한 내용을 적으시오.

가) C:

나) A:

다) B:

19. 의식이 있는 환자의 기도가 폐쇄되어 있는지 판단하려면?

가) 환자에게 목에 무엇이 막혔는지 물어본다.

나) 환자를 흔들어 본다.   다) 환자의 자세를 바꾼다.

라) 복부충격 처치를 한다.

20. 영아, 어린이, 성인에 해당하는 나이를 쓰시오.

 가) 영아: 나) 어린이: 다) 성인:

21. CPR 도중 환자가 구토를 일으켰을 때의 적절한 처치 방법은?

가) CPR을 중지하고 도움을 기다린다.

나) 환자의 몸을 옆으로 눕힌 뒤 입 안을 한번 휘젓고 CPR을 계속한다.

다) 구급의료기관에 통보한다.

라) 입에서 코로 구조호흡을 전환한다.

22. 어린이에게 하는 흉부압박 속도로 적당한 것은?

 가) 10초에 30회   나) 20초에 25회

 다) 20초에 30회   라) 18초에 30회

23. 사고나 병으로 실신해 있는 환자에게 최초로 해야 할 처치로 알맞은 것은?

 가) 흉부압박을 한다.

 나) 반응이 있는지 없는지 먼저 판단한다.

 다) 하임리크 법을 실시한다.

 라) 환자의 입 속에 이물질이 있는지 찾는다.

24. 환자의 폐가 충분히 환기되지 않는 이유로 적당한 것은?

　가) 위 속에 공기가 너무 들어갔다.

　나) 기도확보가 되지 않았기 때문이다.

　다) 밀봉 상태가 충분하지 않다.

　라) 위에서 말한 것 모두 해당된다.

25. 환자의 기도를 확보하기 위해서 구조자가 먼저 해야 할 일은?

　가) 구조호흡을 실시한다.

　나) 환자를 가볍게 흔들며 "괜찮아요?"하고 불러본다.

　다) 목구멍에서 이물질을 제거한다.

　라) 머리를 적절한 위치에 놓는다.

26. 올바른 흉부압박의 3point는?

　가)　　　　　　　　나)　　　　　　　다)

27. 구조자 2인이 성인 환자에게 흉부압박을 할 경우 올바른 처치법은?

　가) 30 : 2 흉부압박을 한다.

　나) 30 : 1 흉부압박을 한다.

　다) 15 : 2 흉부압박을 한다.

　라) 15 ; 1 흉부압박을 한다.

28. 심장발작의 가장 큰 위험은?

　가) 뇌사　　나) 뇌졸중　　다) 심장마비　라) 흉부의 극심한 통증

29. 심장발작의 징후가 있는 환자에게 일반적으로 나타나는 증상은?

　가) 돌발적으로 발작하여 정신을 잃는다.

　나) 심장발작을 일으키고 있는 것을 부인한다.

　다) 스스로 의사에게 간다.

　라) 통증을 멈추려고 잠을 잔다.

30. 의식이 없는 환자에게 주로 일어나는 기도폐쇄는 무엇에 의해서인가?

　가) 식품　　　　　　　나) 혀나 후두개

　다) 점액　　　　　　　라) 의치

31. 의식이 없는 환자에게 구조호흡 시, 기도폐쇄가 의심될 때 적당한 방법은?

　가) 머리의 위치를 바꾸고 구조호흡을 다시 시도한다.

　나) 흉부압박을 시작한다.

　다) 맥박과 호흡을 체크한다.

　라) 흉부충격을 한다.

32. 기도확보 후에도 호흡하지 않는 것처럼 보일 때 적절한 처치는?

가) 흉부압박을 시작한다.　　　나) 맥박이 없음을 판단한다.

다) 동공을 체크한다.　　　　　라) 구조호흡을 2회 한다.

33. 심폐정지인 성인 발견 시 구조자가 취해야 할 처치로 알맞은 것은?

가) 환자의 기도확보를 하기 전에 먼저 구급의료기관에 통보한다.

나) 아무 처치도 하지 않고 구조가 도착할 때까지 기다린다.

다) 기도를 확보하고 구급의료기관에 통보한다.

라) CPR을 1분간 실시하고 그 후에 구급의료기관에 통보한다.

34. 기도가 부분 폐쇄되어 있고 환자가 강하게 기침할 때 적당한 행동은?

가) 맥을 본다.

나) 복부충격 처치를 한다.

다) 입속을 한번 휘젓는다.

라) 간섭하지 않고 그대로 둔다.

35. 다음 중 성인이 이물질에 의한 기도폐쇄를 일으키기 쉬운 경우는?

가) 수면 중에　　　　　　　　나) 식사 중에

다) 심장발작을 일으키고 있을 때　라) 운동 중에

36. 하임리크 법을 실시해도 성인의 기도가 폐쇄되어 있을 경우에 적당한

방법은?

가) 복부충격을 한다.

나) 다시 하임리크 법을 최고 5회까지 한다.

다) 흉부충격을 최고 5회까지 한다.

라) 흉부압박을 한다.

37. 성인의 경우 흉부압박을 할 때의 속도는 ?

가) 1분에 60회   나) 1분에 80회

다) 1분에 90회   라) 1분에 100회

38. 성인에게 CPR을 할 때 구조호흡과 흉부압박의 비율로 적당한 것은 ?

가) 압박 15회, 호흡 2회   나) 압박 15회, 호흡 5회

다) 압박 5회, 호흡 1회   라) 압박 30회, 호흡 2회

39. 미국심장협회에서 규정하는 어린이 CPR의 대상 연령은 ?

가) 1세 이하   나) 2세에서 8세

다) 8세에서 10세   다) 10세에서 12세

40. 성인의 경우, 의식을 확인하는 방법에 대해 상세하게 적으시오.

1)

2)

3)

4)

5)

6)

7)

41. 1분에 유효한 호흡수는?

가) 16-18회   나) 12-16회   다) 12-24회   라)18-20회

42. AED 자동제세동기(자동심장 충격기)에 대해 설명하시오.

43. CPR을 할 수 없는 사람은?

가) 흉부에 외상이나 출혈이 있는 환자

나) 의식불명인 환자

다) 교통사고 환자

라) 다리에 상처가 있는 환자

44. 성인을 대상으로 흉부압박을 할 경우 맞는 것은?

가) 15 : 1 흉부압박을 한다.

나) 30 : 1 흉부압박을 한다.

다) 30 : 2 흉부압박을 한다.

라) 15 : 2 흉부압박을 한다.

45. 심장에 대해서 바르게 설명한 것은?

가) 심장은 2개의 실과 3개의 방이 있다.

나) 심장은 3개의 실과 2개의 방이 있다.

다) 심장은 1개의 실과 2개의 방이 있다.

라) 심장은 2개의 실과 2개의 방이 있다.

46. CPR의 어원을 상세히 적으시오

가) C:

나) P:

다) R:

47. 다음 중 심장에 대한 올바르게 설명한 것은?

가) 심장에 위치는 좌측에 있다.

나) 심장에 위치는 우측에 있다.

다) 심장에 위치는 흉골과 척추사이에 있다.

라) 가)나)다) 위의 항목 모두

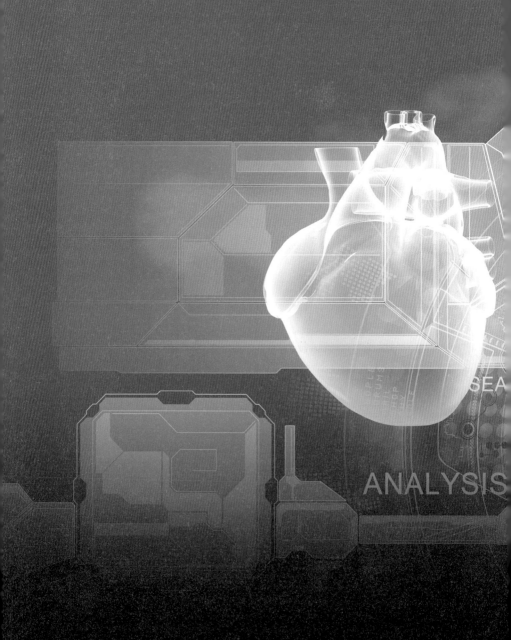

어린이 CPR

영아의 경우에는 어린이나 성인을 대상으로 하는

기도폐쇄 응급처치법과 다른 방법을 적용해야 한다.

영아는 몸집이 작고 몸이 성숙하지 않으므로

성인과 같은 방법을 사용할 수 없기 때문이다.

4장

어린이 CPR

1. 어린이의 범위

미국심장협회에서는 영아를 만 1세(12개월) 이하로 규정하고 있으며 어린이는 만 2세(24개월)부터 만 8세(96개월)까지로 규정하고 있다. 어린이에 대한 CPR과 완전폐쇄의 처치 방법(이물질이 목 구멍에 걸렸을 경우의 응급처치)은 성인과 똑같이 적용한다.

그러나 영아의 경우에는 어린이나 성인을 대상으로 하는 기도폐쇄 응급처치법과 다른 방법을 적용해야 한다. 영아는 몸집이 작고 몸이 성숙하지 않으므로 성인과 같은 방법을 사용할 수 없기 때문이다.

이 책자에서는 어린이에 대한 극히 기본적인 구명 방법에 대해서만 언급했기 때문에 아래에 해당하는 사람은 어린이 구명법 교육을 받을 것을 권고한다. 어린이의 안전사고는 때와 장소를 가리지 않기 때문이다.

- 영아나 어린이를 둔 부모로서 특히 심장계 위험이 높은 경우
- 보육원이나 탁아소 및 학교 교사
- 운동부 감독과 코치
- 의료 및 구조 업무에 종사하는 사람

영아나 어린이의 돌연사는 대부분 호흡곤란이나 호흡정지에 의한 산소 부족으로 일어나게 된다. 영아나 어린이들에게는 갖가지 안전사고가 자주 발생하므로 CPR 교육이 필수적이다.

영아나 어린이가 기도폐쇄에 이르게 되는 것은 대개 부상이나 이물질에 의한 경우가 많다. 소형 장난감이 입에 들어가 목구멍을 막거나 각종 식품, 플라스틱의 커버 등이 목에 들어가 기도폐쇄에 이르게 된다. 그 밖에 연기를 마시거나 돌발성 소아사망 증후군, 질병 등으로 인해 기도폐쇄가 오기도 한다.

매년 15세 이하의 어린이 중 800명 이상이 각종 부상이나 독물로 사망하고 있다. 미국의 경우, 부상의 50% 이상이 교통사고와 관련되며, 약 20%가 화상 총기류, 그 밖에 독물과 관련되어 있다.

2. 어린이 CPR

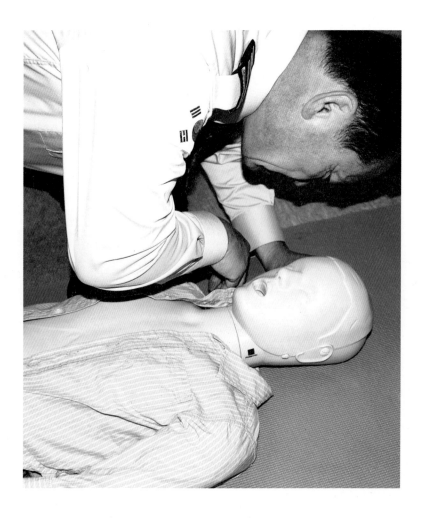

✚ 의식 확인

① 먼저 상황이 안전한지 확인한 뒤 도와줄 사람이 있는지 찾아본다.
② 손으로 가볍게 어깨를 2번 두드리며 귓전에 가까이 대고 "괜찮니? 괜찮니?"하고 불러본다.
③ 의식이 없으면 119번으로 신고한다.
④ 엄지와 검지로 이마를 잡고 머리를 뒤로 젖혀 기도를 확보하면서 반대쪽 손은 총경동맥을 5초에서 10초가량 짚어 맥을 확인한다.
⑤ 맥박이 없다면 심장이 뛰지 않는 것이므로 30번의 흉부 압박을 4cm~5cm 깊이로 눌러준다. 적당한 속도는 1분에 100회 할 수 있는 정도면 된다.
⑥ 흉부압박이 끝나면 바로 2회 구조 호흡을 불어넣는다.
⑦ 30번의 흉부압박과 구조 호흡 2회를 한 세트로 삼아 총 5세트 실시한다. 이후 맥박을 확인한 다음 계속해서 맥박이 없으면 앞서 흉부 압박 30번과 구조호흡 2번을 다시 5세트 실시한다.

✚ 흉부압박

1분에 100회의 속도로 흉부압박을 30회 실시한다. 누르는 깊이는 4cm~5cm가 적당하다.

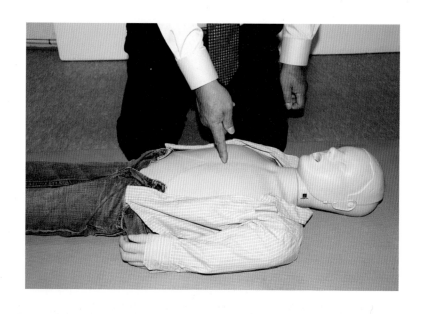

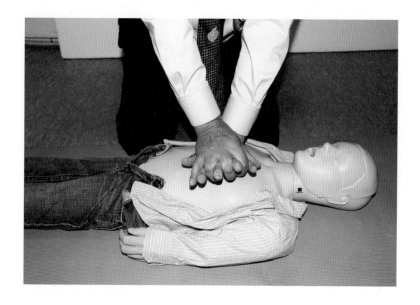

✛ 기도확보

① 엄지와 검지로 이마를 잡고 머리를 뒤로 젖혀 기도를 확보하면서 반대쪽 손으로는 옆 턱을 가볍게 받쳐준다.
② 어린이의 입이 닫히지 않도록 하며 턱 아래 연한 조직을 누르지 않는다.

✛ 구조호흡

① 엄지와 검지로 이마를 잡고 머리를 뒤로 젖혀 기도를 확보하면서

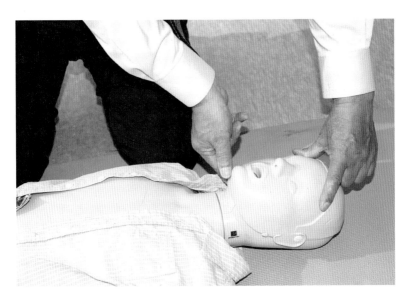

반대쪽 손으로는 옆 턱을 가볍게 받쳐준다.

② 환자의 입술 전체를 구조자의 입술로 밀착시켜 공기가 새지 않도록
한다.

③ 구조 호흡은 5초에 2번의 속도로 불어넣는다. 30번의 흉부압박과
2번의 구조 호흡을 1세트로 하여 2분에 총 5세트를 실시한다.
이후 맥박을 확인한 다음, 계속해서 맥이 뛰지 않으면 다시 5세트를
실시한다. 만일 맥박은 확인되는데 호흡이 없다면 3초에 한 번씩 구
조호흡만 불어넣는다. 환자가 스스로 호흡할 때까지 구조호흡을 반
복한다.

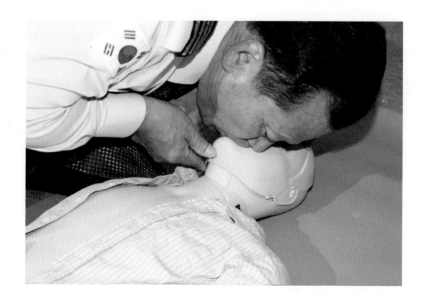

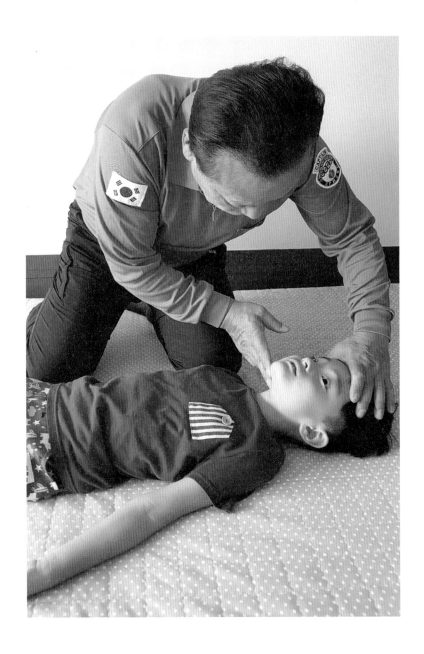

3. 어린이 기도폐쇄기술(하임리크 법)

음식물이나 사탕, 장난감 등이 목에 걸려 위험에 처한 아동이 있을 때는 다음과 같은 순서에 따라서 응급처치를 한다.

① 상황이 안전한지 확인 후 주변에 도와줄 사람이 있는지 살펴본다.
② 환자가 기침을 해야 목에 걸린 물질이 빠져나올 수 있으므로 기침을 하도록 유도한다.
③ 목에 무엇이 걸려 있는지 묻는다.
④ 주변 사람들에게 119번으로 신고해 달라고 요청한다.
⑤ 환자에게 "도와줄까요?"하고 물어본다.
⑥ 도와달라고 고개로 응답하면 환자의 옆에 서서 한 손은 가슴에 손을 대고 환자의 등을 앞으로 숙여 손바닥 끝으로 등의 날개뼈 상단 중앙 부분을 5회 세게 두드려준다.
⑦ 이물질이 나오지 않으면 환자의 뒤로 돌아가서 발과 발 사이에 한발을 집어넣고 좌측 손은 말아 쥐어 배꼽 위에 세워서 대고 우측 손은 좌측 손을 감싸 잡아 명치 쪽으로 5회 끌어올린다.

환자의 다리 사이에 있던 발을 빼 환자의 옆에 서서 등을 숙여 손바닥 끝으로 날개뼈 상단 중앙 부분을 5회 세게 두드려준다.

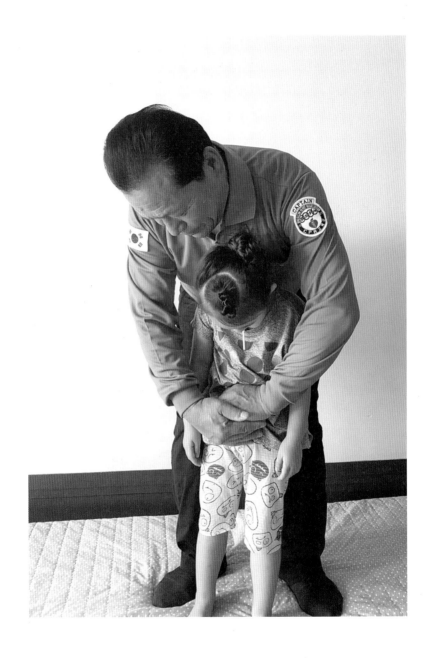

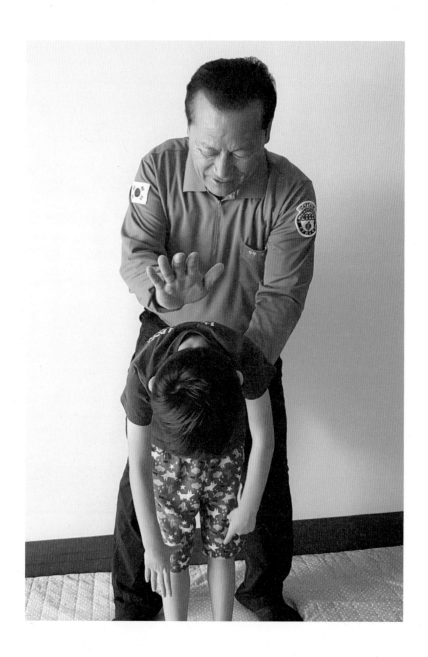

당신도 한 생명을 구할 수 있다

소생법을 실시한 뒤 환자의 호흡과 맥박이 돌아오게 되면 몸을 옆으로 눕혀 회복 체위로 쉬게 한다. 회복 체위는 다음과 같다.

① 구조자 쪽 앞에 있는 환자의 팔을 펴서 가슴 위에 올려놓는다. 반대쪽 팔은 위로 향하게 한다.
② 구조자 쪽 앞에 있는 환자의 무릎을 접어 반대 방향으로 굴린다.
③ 구조자 쪽 앞에 있는 발은 편안하게 내려놓고 머리를 옆으로 돌려 심장의 박동과 호흡을 편안하게 해준다.

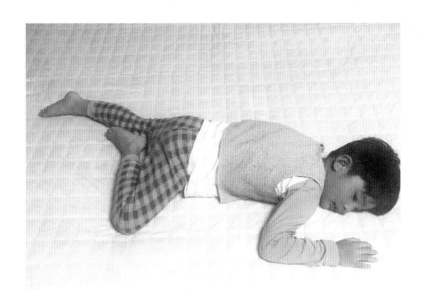

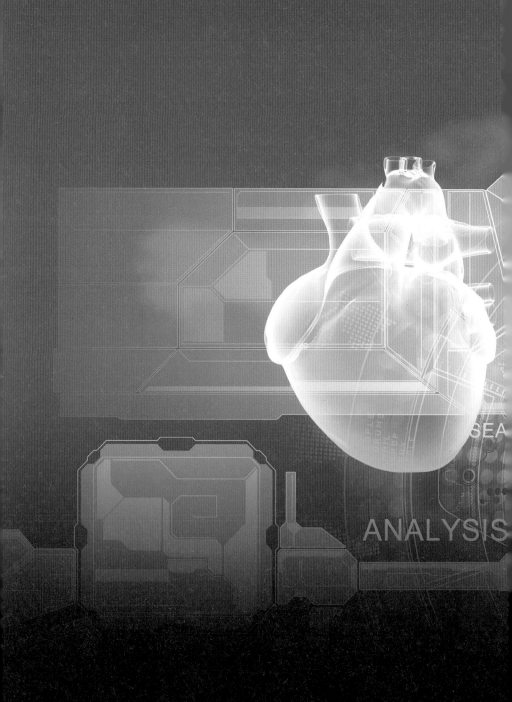

영아 CPR

영아는 아직 완전하게 성장하지 않은 상태이므로

심장의 위치가 성인이나 어린이보다 가슴뼈 중앙에서

약 2cm 아래에 있다. 또한, 총경동맥이 뛰지 않으므로

팔뚝에 있는 상완동맥으로 맥박이 뛰는지 확인한다.

영아 CPR

1. 영아의 범위

만 1세(12개월) 이하의 아기를 영아라고 부른다. 영아를 대상으로 심폐소생술을 실시할 때는 흉부를 3cm~4cm 깊이로 압박한다. 구조 호흡은 "푸~"하고 첫 번째 구조호흡을 불어넣고 "1 and, 2 and, 3 and"숫자를 센 다음 "푸~"하면서 3초에 1회씩 가슴이 봉긋이 올라올 정도로 요구르트 한 병 정도 분량의 공기를 그대로 불어 넣어 준다.

영아는 아직 완전하게 성장하지 않은 상태이므로 심장의 위치가 성인이나 어린이보다 가슴뼈 중앙에서 약 2cm 아래에 있다. 또한, 총경동맥이 뛰지 않으므로 팔뚝에 있는 상완동맥으로 맥박이 뛰는지 확인한다.

2. 영아의 CPR

✚ 의식 확인

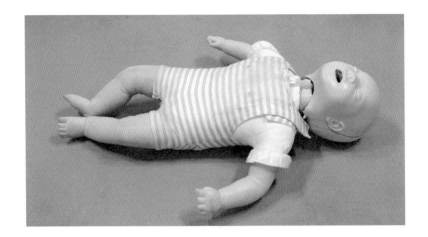

① 상황이 안전한지 확인 후 주변에 도와줄 사람이 있는지 살펴본다.

② 손으로 가볍게 발바닥을 두드리거나 꼬집어 본다.

③ 의식이 없을 경우, 119구조대나 전문 의료기관에 신고한다.

④ 엄지와 검지로 이마를 잡고 머리를 뒤로 젖혀 기도를 확보하면서
   반대쪽 검지로 턱을 가볍게 받쳐준다.

⑤ 입과 코에 귀를 대고 호흡을 하는지 들어본 뒤, 가슴과 복부를 보면
   서 가슴이 오르내리는지 10초 이내에 확인한다.

⑥ 숨을 쉬지 않을 때는 구조호흡을 2회 불어넣는다.

⑦ 10초 정도 상완동맥을 짚어 보아 맥박이 뛰는지 확인한다.

⑧ 맥이 없다면 영아의 얼굴을 보면서 검지와 장지 또는 장지와 약지 두 손가락을 이용해 3cm~4cm 깊이로 흉부압박을 한다. 30:2 즉, 흉부압박 30회에 구조호흡 2회를 유지한다.

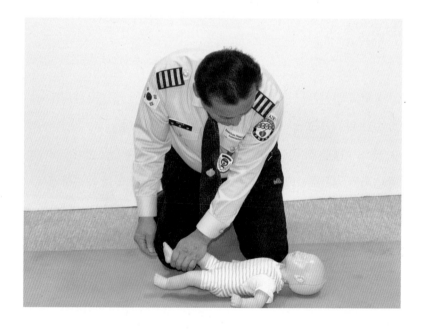

영아가 위험에 처했을 때는 우선 사고 현장이 안전한지 조사한다. 영아의 발바닥을 두드려 보거나 가볍게 꼬집어본 뒤 반응이 없으면 119구조대나 전문 의료기관에 연락한다.

입과 코에 귀를 대고 호흡을 하는지 들어본 뒤, 가슴과 복부를 보면서 가슴이 오르내리는지 10초 이내 확인한다.

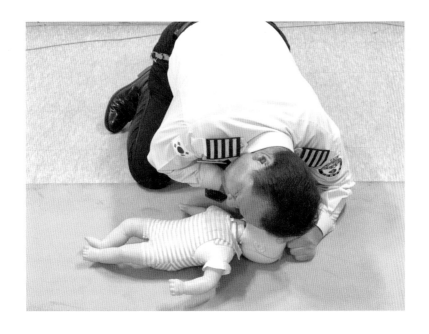

✚ 흉부압박

　1분에 100회의 속도로 압박한다. 영아의 심장은 흉골에서 2cm 아래에 있으므로 위치를 잘 잡아야 한다. 검지를 흉골에 대고 반대쪽 검지와 장지를 붙여서 댄 다음 검지를 빼면 약 2cm가 된다. 흉부압박은 3cm~4cm 깊이로 눌러준다.

▼올바른 압점

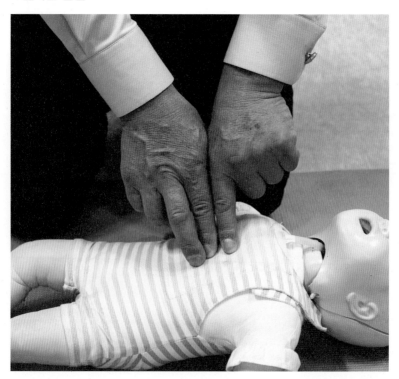

▼흉부압박

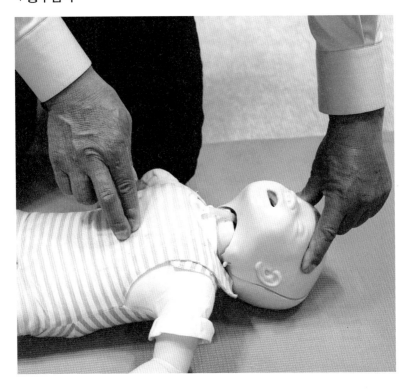

✚ 기도확보

엄지와 검지로 영아의 이마를 잡고 머리를 뒤로 젖혀 기도를 확
보하면서 반대쪽 검지로 턱을 가볍게 받쳐준다.

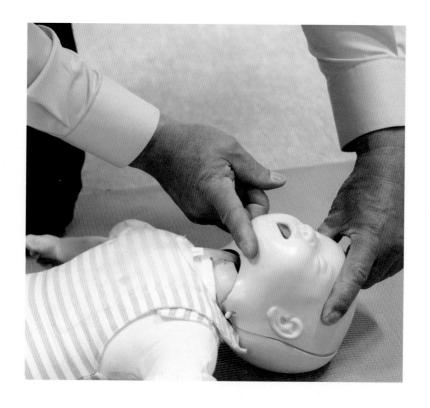

✚ 구조호흡

 엄지와 검지로 이마를 잡고 머리를 뒤로 젖혀 기도를 확보하면서 입안의 공기를 가슴이 봉긋이 올라올 정도로 3초에 1회씩 불어넣는다. 성인과 같은 방법으로 구조호흡을 하면 과호흡이 되어 영아의 폐가 손상을 입게 되며 매우 위험한 상황이 된다.

 30번의 흉부압박과 2번의 구조 호흡을 1세트로 하여 총 5세트를

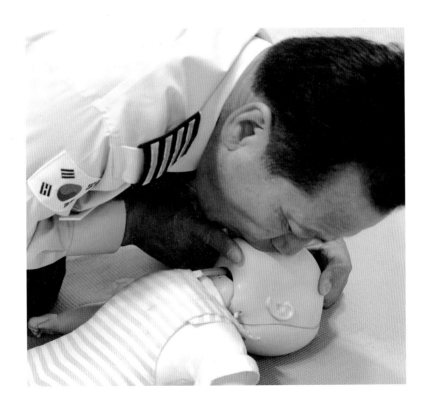

반복한다. 약 2분마다 호흡과 맥박을 확인한다. 5초에서 10초 안에 상완동맥을 짚어 확인하고 맥이 없으면 스스로 호흡을 할 때까지 3초에 한 번씩 반복하여 구조호흡을 실시한다. 불어넣는 공기의 양은 요구르트 한 병 정도로 생각하면 적당하다.

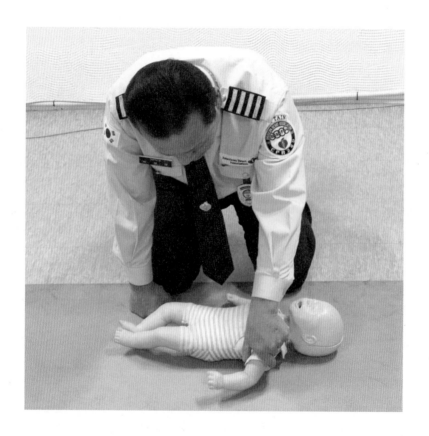

3. 영아의 기도폐쇄 기술(배부고타 법)

✚ 부분 기도폐쇄

부분 기도폐쇄가 되었을 때는 기침을 세게 하도록 놔둠으로써 이물질이 제거되도록 주의 깊게 살펴본다. 이물질이 나오지 않고 계속해서 기침만 하면 응급의료기관에 전화해서 도움을 요청한다.

호흡이 아주 약하고 잔기침을 하면서 숨 쉴 때마다 그르렁거리고 쌕쌕 소리를 내는 경우에는 완전기도폐쇄 시의 처치를 해야 한다. 이때 처음부터 호흡을 잘하지 못하는 경우와 처음엔 잘하다가 점차 호흡이 어렵게 되는 경우가 있다.

✚ 완전 기도폐쇄

완전 기도폐쇄가 된 영아는 호흡과 기침을 할 수 없으며 울지도 못한다. 곧바로 완전 기도폐쇄에 대한 바른 처치를 해야 한다.

① 기침이나 호흡이 가능한지, 또는 울 수 있는지 살펴본다.

② 응급의료기관에 전화로 신고한다.

③ 영아의 목과 머리를 한 손으로 받치면서 두부가 동체보다 아래로 쳐지도록 엎어서 구조자의 무릎 위에 대고 한쪽 팔로 영아를 받친다.

④ 영아의 양 견갑골 중간 상연 부분을 손바닥 끝으로 5번 세게 두들겨 준다.

⑤ 이물질이 나오지 않았을 경우에는 영아를 반듯이 눕혀 한쪽 팔로 받치면서 3cm~4cm 깊이로 흉부압박을 5회 실시한다.

✚ 배부고타 법(의식이 있는 경우)

영아는 내장에 장애가 생길 수 있으므로 하임리크 법을 사용하지 않고 배부고타 법을 시행한다. 시행 순서는 다음과 같다.

① 손가락을 붙이고 엄지와 검지의 손가락 사이로 영아의 턱을 꽉 잡는다. 다른 손은 영아의 목과 머리를 받친다.

② 영아의 목과 머리의 뒷부분을 받치기 위하여 구조원 쪽에 있는 영아의 견갑골 밑으로 손을 밀어 넣는다.

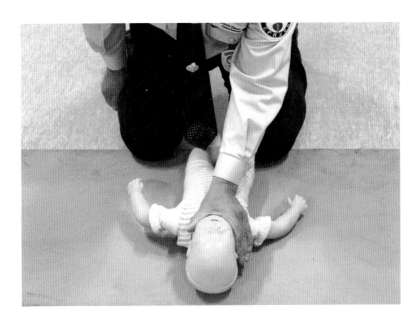

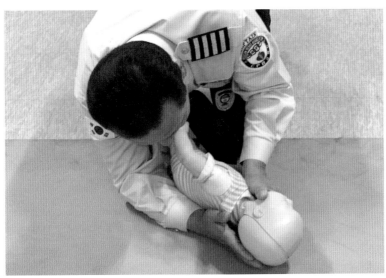

③ 영아가 떨어지지 않게 조심하면서 구조원의 팔을 대퇴부 위로 내린
  다. 이때 영아의 머리를 가슴보다 낮게 두어야 한다.

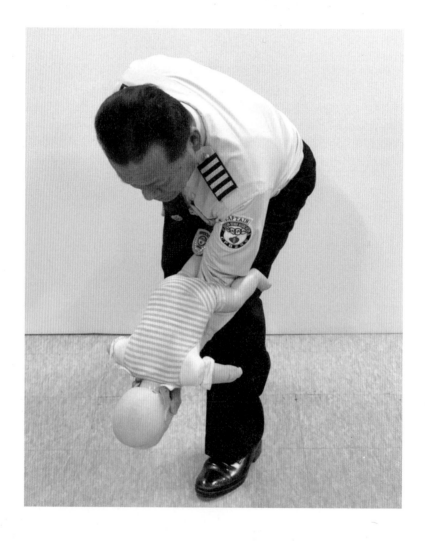

④ 손바닥 끝으로 영아의 양 견갑골 사이 중간 상연 부분을 5회 세게 두드린다.

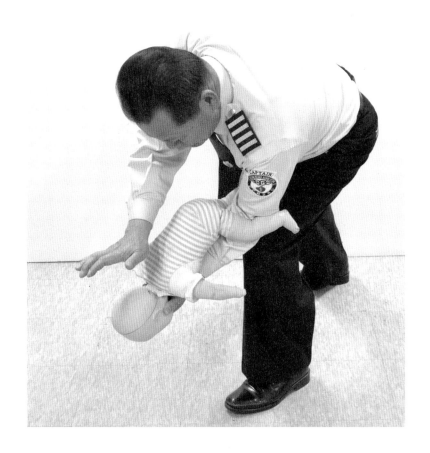

⑤ 손가락으로 영아의 목과 머리의 뒷부분을 받친다. 영아를 돌려 얼굴이 보이게 한다. 영아의 머리가 가슴보다 낮은 위치에 오도록 한다. 만일 영아가 크거나 구조원의 손이 작아 제대로 받칠 수 없을 때는 영아의 머리가 가슴보다 낮게 하여 구조원의 무릎 위에 올려 놓는다.

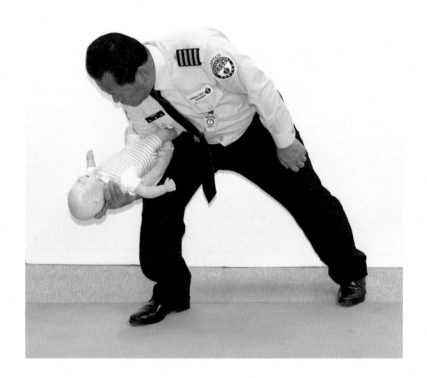

⑥ 흉부압박을 하기 위해 영아의 가슴 위에 정확한 위치를 찾는다.

영아의 가슴 위에 양 젖꼭지를 잇는 가상의 선을 긋는다.

그 선의 중심에서 2cm 아래에 검지와 장지 또는 장지와 약지를

올려놓는다.

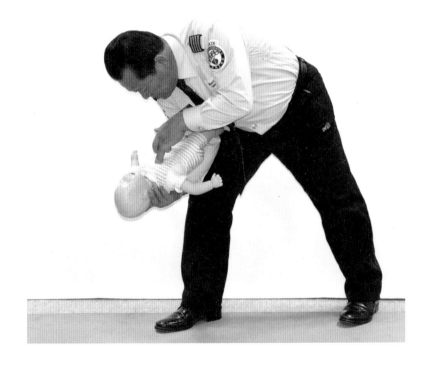

⑦ 영아의 얼굴을 보면서 30:2(20초 안에 흉부압박 30회와 2회의 구조
  호흡 하기)를 지킨다. 두 손가락으로 흉부압박을 하되 깊이는 3cm
  ~4cm가 적당하다. 흉부압박을 할 때는 손가락이 압점에서 떨어지
  지 않게 해야 한다. 이물질이 나올 때까지 등 두드리기 5회와 흉부
  압박 5회를 계속 반복한다.

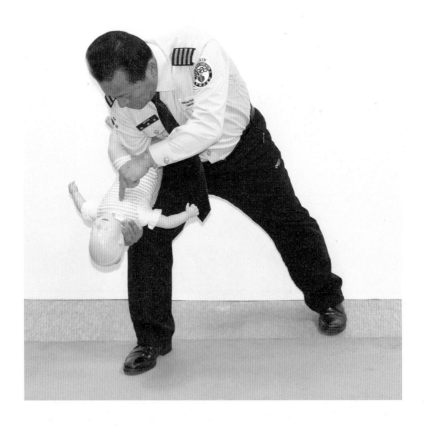

영아의 등 두드리기와 흉부압박을 실시하던 중에 영아가 숨을 쉬거나, 기침을 시작하면 즉시 행위를 중지하고 영아를 잘 살펴 자유롭게 호흡하는지 확인한다. 이물질을 제거하여 영아가 호흡을 잘하게 되더라도 내장에 손상을 입었을 가능성이 있으므로 응급처치가 끝나면 즉시 전문의료기관으로 데려가야 한다.

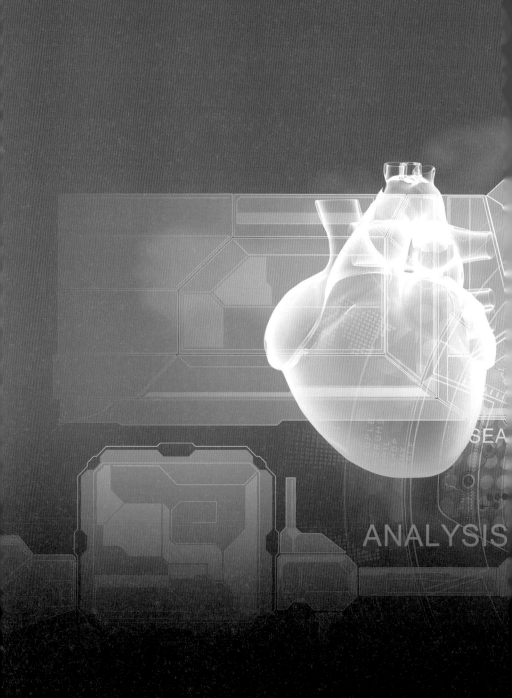

종합 정리 및 테스트

종합 정리 및 테스트

1. 스킬 & 퍼포먼스

성인용| 혼자서 하는 CPR

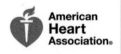

퍼포먼스 : 가이드라인

1) 환자가 의식이 없는 것이 확인되면 119번으로 전화 신고한다.

2) 엄지와 검지로 이마를 잡고 머리를 뒤로 젖혀 기도를 확보하
면서 반대쪽 손은 총경동맥을 짚어 5초에서 10초 안에 맥박을

확인한다.

3) 맥박이 없으면 심장이 뛰지 않는 것이므로 1분에 100회의 속도로 30번의 흉부압박을 5~6cm 깊이로 실시한다.

4) 흉부압박이 끝나면 바로 2번의 구조호흡을 불어넣는다.

5) 30번의 흉부압박과 2번의 구조호흡을 총 5회 실시한 후 맥박을 확인한다. 맥박이 없으면 30번의 흉부압박과 2번의 구조호흡을 총 5회 실시한다.

6) 회복 체위: 구조자 쪽 앞에 있는 환자의 팔을 가슴 위로 올린다. 반대쪽 팔은 위로 향하게 한다. 구조자 쪽 앞에 있는 환자의 무릎을 접어 굴릴 듯이 반대 방향으로 굴린다. 발은 편안하게 내려놓고 머리를 옆으로 돌려 심장의 박동과 호흡을 편안하게 유지시켜 준다.

7) 환자가 호흡을 하고 의식이 있을 때는 회복 체위로 눕힌다.

성인용 | 두 사람이 하는 CPR

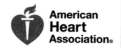

퍼포먼스 : 가이드라인

1) 환자가 의식이 없다고 확인되면 119번으로 전화 신고한다.

2) 첫 번째 구조자와 두 번째 구조자가 있는 경우

3) 첫 번째 구조자는 30번의 흉부압박을 실시하며 두 번째 구조자는 흉부압박과 구조호흡을 15:2로 한다.

4) 맥은 있으나 호흡이 없을 경우에는 5초에 1회의 간격으로 2분간 구조호흡을 불어 넣는다.

5) 맥박이 없을 경우 심장이 뛰지 않는 것이므로 1분에 100회의 속도로 흉부압박 15회를 실시한다.

6) 15번의 흉부압박과 2번의 구조호흡을 5회 실시한다. 맥박을

확인한다. 맥박이 없으면 15번의 흉부압박과 2번의 구조호흡을
불어넣는다.

7) 회복 체위: 구조자 쪽 앞에 있는 환자의 팔을 가슴 위로 올린
다. 반대쪽 팔은 위로 향하게 한다. 구조자 쪽 앞에 있는 환자의
무릎을 접어 굴릴 듯이 반대 방향으로 굴린다. 발은 편안하게 내
려놓고 머리를 옆으로 돌려 심장의 박동과 호흡을 편안하게 유
지해 준다.

8) 환자가 호흡을 하고 의식이 있을 때는 회복 체위로 눕힌다.

기도폐쇄(하임리크 법)

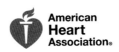

퍼포먼스 : 가이드라인

1) 상황이 안전한지 확인한 후 주변에 도와줄 사람이 있는지 살
펴본다.

2) 가능하면 기침을 계속해서 이물질을 뱉어내도록 돕는다.

3) 목에 무엇이 걸렸는지 묻는다.

4) 주변 사람들에게 119번으로 신고해 달라고 요청한다.

5) "도와줄까요?"하고 묻는다.

6) 환자가 도와달라고 고개로 응답하면, 환자의 옆에 서서 한 손은 환자의 앞가슴을 받치면서 환자의 등을 숙여 손바닥 끝으로 등의 날개뼈 상단 중앙 부분을 5번 세게 두드려 준다.

7) 이물질이 나오지 않으면 환자의 뒤로 돌아가서 한 발은 환자의 다리와 다리 사이에 넣고 손을 말아서 쥐어 배꼽 위에 세워서 대고 다른 손으로 감싸 명치 쪽으로 5번 끌어올린다. 다시 밖으로 나와서 환자의 옆에 서서 환자의 등을 숙여 손바닥 끝으로 등의 날개뼈 상단 중앙 부분을 5번 세게 두드려 준다.

8) 임산부에게는 손을 말아서 쥐어 흉골에 세워서 대고 위쪽으로 5번 끌어올린다.

성인용| 이물질에 의한 기도폐쇄
(의식이 없을 경우)

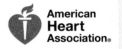

퍼포먼스 : 가이드라인

1) 환자가 의식이 없다는 것이 확인되면 119번으로 전화 신고한다.

2) 30번의 흉부압박과 2번의 구조호흡을 불어넣는다.

3) 이물질이 보이면 입 속에 손가락을 넣어 이물질을 제거한다.

4) 구조호흡을 2회 불어넣는다. 구조호흡이 들어가지 않으면 환자의 기도 안에 이물질이 남아 있는 것이므로 호흡이 들어갈 때까지 30:2로 흉부 압박과 구조호흡을 계속한다.

5) 회복 체위: 엎드려서 한 쪽 다리를 올리고 자는 모습을 생각하면 비슷하다. 환자가 하늘을 보고 똑바로 누운 상태에서 구조자 쪽에 있는 환자의 팔을 환자의 가슴 위로 올린다. 반대쪽 팔은 쭉 펴서 귀 옆으로 붙인다. 구조자 쪽에 있는 환자의 무릎을

접은 다음 반대 방향으로 몸을 굴려 엎드리게 한다. 가슴 위에 올려놨던 손은 엎드린 자세에서도 계속 심장을 받치는 역할을 한다. 접었던 다리는 편안하게 내려 놓고 머리를 옆으로 돌려 심장의 박동과 호흡을 편안하게 유지시킨다.

6) 환자가 호흡을 하고 의식이 있을 때는 회복 체위로 눕힌다.

어린이용| 혼자서 하는 CPR

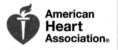

퍼포먼스 : 가이드라인

1) 환자가 의식이 없다는 것이 확인되면 119번으로 전화 신고한다.

2) 엄지와 검지로 환자의 이마를 잡고 머리를 뒤로 젖혀 기도를 확보하면서 반대쪽 손은 총경동맥을 짚어 5∼10초 안에 맥을 확인한다.

3) 맥박이 없으면 심장이 뛰지 않는 것이므로 1분에 100회의 속도로 30번의 흉부압박을, 4~5cm 깊이로 실시한다.

4) 흉부압박이 끝나면 바로 2회 구조호흡을 불어넣는다.

5) 맥박이 없을 경우 30번의 흉부압박과 2번의 구조호흡을 5회 실시한다. 맥박을 확인한다. 맥박이 없다면 30번의 흉부압박과 2번의 구조호흡을 5회 실시한다.

6) 회복 체위: 엎드려서 한 쪽 다리를 올리고 자는 모습을 생각하면 비슷하다. 환자가 하늘을 보고 똑바로 누운 상태에서 구조자 쪽에 있는 환자의 팔을 환자의 가슴 위로 올린다. 반대쪽 팔은 쭉 펴서 귀 옆으로 붙인다. 구조자 쪽에 있는 환자의 무릎을 접은 다음 반대 방향으로 몸을 굴려 엎드리게 한다. 가슴 위에 올려놨던 손은 엎드린 자세에서도 계속 심장을 받치는 역할을 한다. 접었던 다리는 편안하게 내려 놓고 머리를 옆으로 돌려 심장의 박동과 호흡을 편안하게 유지시킨다.

7) 환자가 호흡을 하고 의식이 있을 때는 회복 체위로 눕힌다.

어린이용! 이물질에 의한 기도폐쇄
(의식이 있을 때)

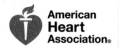

퍼포먼스 : 가이드라인

1) 만일 기침이 나오면 계속 기침하도록 돕는다.

2) 목에 무엇이 걸렸는지 물어본다.

3) 환자의 옆에서 한손은 환자의 앞가슴을 바치면서 환자의 등을 숙여 손바닥 끝으로 등의 날개뼈 상단 중앙 부분을 5번 세게 두드려준다.

4) 이물질이 나오지 않았다면 환자의 뒤로 돌아가서 한 발은 환자의 다리와 다리 사이에 넣고 손을 말아서 쥐어 배꼽 위에 세워서 대고 다른 손으로 감싸 잡아 명치 쪽으로 5번 끌어올린다. 다시 밖으로 나와서 환자의 옆에 서서 환자의 등을 숙여 손바닥 끝으로 등의 날개뼈 상단 중앙 부분을 5번 세게 두드려 준다.

5) 맥은 있으나 호흡을 하고 있지 않을 경우 3초에 1회씩 구조호흡을 불어넣는다.

6) 맥박이 없을 경우 4cm~5cm 깊이로 흉부압박을 30번 한다. 1분에 100회의 속도가 적당하다.

7) 회복 체위: 엎드려서 한 쪽 다리를 올리고 자는 모습을 생각하면 비슷하다. 환자가 하늘을 보고 똑바로 누운 상태에서 구조자 쪽에 있는 환자의 팔을 환자의 가슴 위로 올린다. 반대쪽 팔은 쭉 펴서 귀 옆으로 붙인다. 구조자 쪽에 있는 환자의 무릎을 접은 다음 반대 방향으로 몸을 굴려 엎드리게 한다. 가슴 위에 올려놨던 손은 엎드린 자세에서도 계속 심장을 받치는 역할을 한다. 접었던 다리는 편안하게 내려 놓고 머리를 옆으로 돌려 심장의 박동과 호흡을 편안하게 유지시킨다.

8) 환자가 호흡을 하고 의식이 있을 때는 회복 체위로 눕힌다.

어린이용I 이물질에 의한 기도폐쇄
(의식이 없을 때)

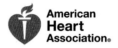

퍼포먼스 : 가이드라인

1) 의식이 없다는 것이 확인되고 두 사람의 구조자가 있을 경우에 한 사람은 119에 전화 신고한다.

2) 15번의 흉부압박을 한다. 또 다른 구조자는 구조호흡을 5초 안에 2번 불어넣는다.

3) 혀와 턱을 동시에 위로 향하게 들어 올리고 손가락을 입 속에 넣어 이물질을 제거한다.

4) 이물질이 나올 때까지 15 : 2 즉, 흉부압박 15회와 2번의 구조호흡을 한다.

5) 회복 체위: 엎드려서 한 쪽 다리를 올리고 자는 모습을 생각하면 비슷하다. 환자가 하늘을 보고 똑바로 누운 상태에서 구조

자 쪽에 있는 환자의 팔을 환자의 가슴 위로 올린다. 반대쪽 팔은 쭉 펴서 귀 옆으로 붙인다. 구조자 쪽에 있는 환자의 무릎을 접은 다음 반대 방향으로 몸을 굴려 엎드리게 한다. 가슴 위에 올려놨던 손은 엎드린 자세에서도 계속 심장을 받치는 역할을 한다. 접었던 다리는 편안하게 내려 놓고 머리를 옆으로 돌려 심장의 박동과 호흡을 편안하게 유지시킨다.

6) 환자가 호흡을 하고 의식이 있을 때는 회복 체위로 눕힌다.

2. CPR 필기시험(ALS) 예상 문제

TEST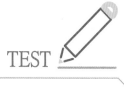

1. 다음 관상동맥에 관한 설명 중 맞는 것은?

   가) 관상동맥은 관상에 있다.

   나) 관상동맥은 심장 근육에 혈액을 공급하는 동맥이다

   다) 관상동맥은 흉부에 있다.

   라) 가)나)다) 위의 항목 모두

2. 올바른 구조호흡의 3point는?

   가)

   나)

   다)

3. AED 자동제세동기(심장충격기)에 관해 설명하시오.

4. 성인의 의식을 확인할 수 있는 방법을 상세히 적으시오.

1)

2)

3)

4)

5)

6)

7)

5. 다음 중 CPR을 할 수 없는 사람은?

가) 흉부에 외상이나 출혈이 있는 환자

나) 의식불명의 환자

다) 교통사고 환자

라) 다리가 골절된 환자

6. 척추의 부상이 의심되지 않는 환자의 기도를 확보하는 방법은?

가) 입과 목 안을 닦는다.

나) 머리를 뒤로 젖히고 턱을 위로 향해 밀어 올린다.

다) 환자의 등을 두드린다.

라) 머리를 한쪽으로 향하게 한다.

7. 소생의 사슬(Chain of Survival) 다섯 가지를 쓰시오.

1)

2)

3)

4)

5)

8. 기도폐쇄에 대한 내용을 상세히 적으시오.

1)

2)

3)

4)

5)

6)

9. 핸즈온리(Hands only) CPR에 대해 상세히 적으시오.

10. 의식이 없는 환자에게 최초로 해야 할 응급처치는?

가) 머리의 위치를 바꾸고 구조호흡을 한다.

나) 흉부압박을 한다.

다) 맥박과 호흡을 체크한다.

라) 이물에 의한 기도폐쇄를 해결한다.

11. 기도를 확보하기 위해서 사용해야 할 방법은?

가) 머리를 뒤로 젖히고 옆 턱을 가볍게 받쳐준다.

나) 머리를 한쪽으로 향하게 한다.

다) 환자의 등을 두드린다.

라) 입과 목 안을 닦는다.

12. 기도를 확보했는데도 호흡을 못할 때의 대응 방법은?

가) 흉부압박을 한다.

나) 맥박이 없다는 것을 판단한다.

다) 동공을 체크한다.

라) 구조호흡 2회를 한다.

13. 구조자에게서 구조호흡을 받은 뒤 환자의 상태로 적절한 것은?

가) 흉부가 편안해져서 자연스럽게 숨을 내쉰다.

나) 구조자의 손으로 가볍게 압박을 받아 숨을 내쉰다.

다) 흉부의 압박으로 숨을 내쉰다.

라) 환자의 머리를 옆으로 향하게 함으로써 숨을 내쉰다.

14. 1분에 유효한 호흡수로 알맞은 것은?

가) 12회~24회 나) 12회~18회 다) 16회~18회 라) 16회~19회

15. 가장 빨리 심폐소생술을 해야 할 사람은?

가) 머리에 출혈이 있는 환자   나) 팔에 골절을 당한 환자

다) 다리에 골절을 당한 환자   라) 위의 항목 모두

16. CPR 도중에 위가 팽창하게 되는 원인은?

가) 환자의 위 속에 공기가 들어가서

나) 의식이 없는 환자는 숨을 충분히 내쉴 수 없어서

다) 위 속에 액체가 너무 많아서

라) 흉부압박의 압력이 너무 강해서

17. 심장에서 1분에 뿜어 나오는 혈액량은?

가) 약 2ℓ~4ℓ   나) 약 4ℓ~5ℓ   다) 약 5ℓ~6ℓ   라) 약 4ℓ~6ℓ

18. 변경할 수 없는 위험 요인이 아닌 것은?

가) 유전성   나) 어린이라는 것   다) 남성이라는 것   라) 연령

19. 심장발작의 위험 요인이 아닌 것은?

 가) 변경할 수 없는 위험 요인

 나) 변경이 가능한 주된 위험 요인

 다) 기타의 원인

 라) 손가락에 마비 증상을 느끼는 것

20. 변경이 가능한 주된 위험 요인이 아닌 것은?

 가) 흡연   나) 고혈압   다) 운동   라) 음주

21. 협심증을 올바르게 설명한 것은?

 가) 왼쪽 가슴에 통증을 일으킨다.

 나) 오른쪽 가슴에 통증을 일으킨다.

 다) 흉골 가운데 통증을 일으킨다.

 라) 왼쪽 어깨에 통증을 일으킨다.

22. 상기도에 대해 바르게 설명한 것은?

 가) 인두와 기관지를 말한다.

 나) 비강과 인두를 말한다.

 다) 기관지에서 횡격막까지를 말한다.

 라) 비강과 인두와 기관을 지나 기관지까지를 말한다.

23. 1분간 평균 호흡수를 바르게 설명한 것은?

　가) 16회~17회

　나) 16회~18회

　다) 16회~19회

　라) 16회~20회

24. 환자를 흉부압박 할 때 맞는 내용은 ?

　가) 급하면 일단 아무 곳에나 눕히고 실시한다.

　나) 머리가 위쪽으로 경사진 곳에서만 할 수 있다.

　다) 바닥이 평편한 곳에서 할 수 있다.

　라) 탄력이 있는 물건을 깔고 한다.

25. 흉부압박에 관한 설명 중 잘못된 것은?

　가) 환자가 스스로 호흡을 하고 맥박이 뛸 때까지 한다.

　나) 전문요원이나 구조대원이 도착할 때까지 한다.

　다) 구조자가 힘들어서 쓰러질 때까지 한다.

　라) 힘이 들면 하지 않아도 된다.

26. 대인 호흡정지의 경우 구조호흡에 대해 맞게 설명한 것은?

　가) 5초에 한 번씩 한다.　　　나) 4초에 한 번씩 한다.

　다) 4.5초에 한 번씩 한다.　　라) 3초에 한 번씩 한다.

27. 영아의 배부고타 법에 대해 상세히 설명하시오.

28. 의식이 없는 환자에게 구조호흡을 해도 기도가 폐쇄된 것 같을 때 구조자가 해야 할 일은?

　　가) 흉부압박을 시작한다.

　　나) 이물질에 의한 기도폐쇄가 있는지 체크한다.

　　다) 맥박과 호흡을 체크한다.

　　라) 머리의 위치를 바꾸고 구조호흡을 다시 시도한다.

29. 심폐정지 어린이 발견 시 다른 구조자의 도움을 받을 수 없을 때에는 어떻게 하는 것이 적당한가?

　　가) 환자의 기도확보를 하기 전에 구급의료기관에 통보한다.

　　나) 아무 처치도 하지 않고 구조대가 도착할 때까지 기다린다.

　　다) 기도를 확보하고 구급의료기관에 통보한다.

　　라) CPR을 1분간 실시하고 그 후에 구급의료기관에 통보한다.

30. 배부고타 법을 한 뒤에도 영아의 기도가 폐쇄되어 있을 때 처치법은?

 가) 복부 충격을 최고 5회까지 한다.

 나) 다시 배부고타 법을 최고 5회까지 한다.

 다) 흉부 충격을 최고 5회까지 한다.

 라) 영아를 거꾸로 하고 흔든다.

31. 어린이 흉부압박을 할 때의 속도는?

 가) 1분에 60회   나) 1분에 80회

 다) 1분에 90회   라) 1분에 100회

32. 영아나 어린이에게 CPR 할 때, 구조호흡과 흉부압박의 비율은?

 가) 압박 15회 호흡2회   나) 압박 15회 호흡5회

 다) 압박 5회 호흡1회   라) 압박 30회 호흡2회

33. 영아의 맥은 어디를 촉진해야 하는가?

 가) 목의 총경동맥   나) 팔의 상완동맥

 다) 손목의 요골동맥   라) 가랑이가 붙은 곳의 대퇴동맥

34. 어린이에게 구조호흡을 할 때 적당한 속도는 ?

 가) 3초에 1회   나) 4초에 1회

 다) 2초에 1회   라) 5초에 2회

35. 회복 체위에 대해 설명하시오

36. 영아의 의식 확인에 대해 설명하시오.

37. 어린이의 맥박을 확인하는 방법에 대해 설명하시오.

38. 구조호흡의 종류를 설명하시오.

39. 맥박 확인 방법에 대해 설명하시오

40. 맥박이 있는 환자에게 적당한 구조 방법에 대해 설명하시오.

41. 어린이의 흉부압박 방법에 대해 설명하시오

42. 응급처치 시 적절한 페이스에 대해 설명하시오.

43. 흉부압박 시 올바른 압력에 대해 설명하시오

44. 체위 변경에 대해 설명하시오

45. 영아의 흉부압박 위치를 설명하시오.

46. 핸즈온리(Hands only) CPR에 대해 설명하시오

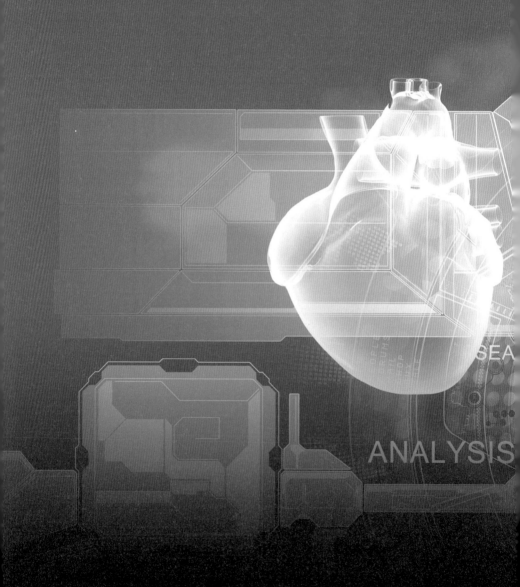

SEA

ANALYSIS

부록

1. AED 자동제세동기(자동 심장충격기)

1) AED(Automated External Defibrillator) 자동제세동기란?

급성 심장정지 또는 심장박동 기능을 잃어버린 환자의 신체 부위에 패드를 부착하여 자동으로 심장 리듬을 분석한 뒤, 전기 충격이 필요하다고 판단되면 인위적으로 전기 충격을 가함으로써 심장을 다시 뛸 수 있도록 회복시키는 기계.

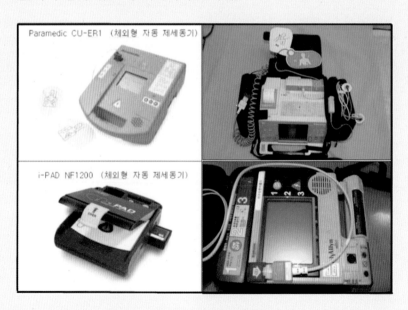

2) AED 자동제세동기 사용 방법

① 장비의 커버를 연다.

② 전원 버튼을 눌러 전원을 작동한다.

AED 기계 커버를 열고 전원 스위치를 ON으로 작동한 후 음성지시에 따라 실행한다.

③ AED 자동제세동기의 음성 지시에 따라 패드를 부착한다.

먼저 패드에 그려진 그림대로 두 장의 패드를 인체에 부착한다.

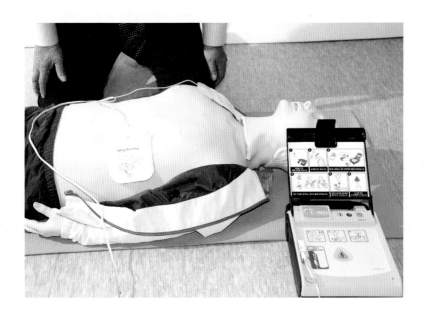

하나는 오른쪽 가슴 위의 어깨 쇄골 부분, 다른 하나는 왼쪽 가슴 밑 옆구리에 부착한다.

패드를 붙일 때는 보호막을 벗겨낸 후 환자의 피부에 물기 또는 이물질을 제거한 후에 부착한다.

④ 패드 부착 후 커넥터를 연결한다.

AED 자동제세동기가 자동으로 심장 리듬을 분석하며 "환자와 접촉하지 마십시오, 심전도를 분석 중입니다."와 같은 안내를 시작한다.

⑤ 만일 환자에게 자동제세동기를 사용해야 하는 상황이면 비퍼(Beeper)가 1초간 울리면서 "전기충격이 필요합니다. 환자로부터 떨어지십시오."라는 음성 지시가 나온다.

구조자가 깜박이는 붉은색 버튼을 누르면 AED가 전기충격을 실시한다.

만일 환자에게 자동제세동기가 필요하지 않은 상태라면 "전기충격이 필요하지 않습니다."라는 음성 안내가 나온다.

⑥ 전기충격 후 음성 지시에 따라 30번의 흉부압박과 2번의 구조호흡, 즉 30:2의 방법으로 총 5회 심폐소생술을 실시한다.

흉부압박과 구조호흡은 성인의 심폐소생술을 참고하기 바란다.

음성 지시와 함께 자동제세동기는 2분마다 환자의 심장 리듬을 반복적으로 분석한다. 자동제세동기 사용 시의 심폐소생술은 전기충격이 실행되었을 때와 실행되지 않았을 때의 2가지로 구분되나 심폐소생술 실시 방법은 동일하다.

자동제세동기가 작동되지 않을 때는 우선 배터리를 확인한다.

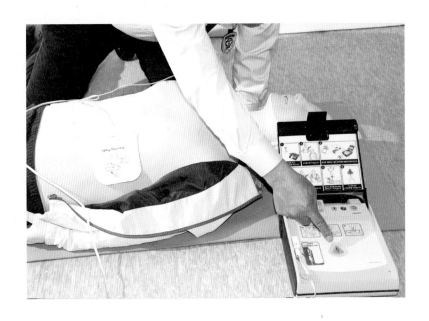

2. CPR 구조요원 법적 보호장치

✛ 미국심장협회 기준에 의한 CPR 코스 수료 시, 구조요원으로서의 자격은 인정받을 수 있으나 이것이 면허로서의 효력을 가진 것은 아니며 교육생의 장래 수행 성과를 보증하는 것도 아니다.

지금까지 각종 위급 상황에서 CPR을 시행한 사람들이 그 결과가 잘못되었다고 해서 피소된 사례는 없다. 미국 대부분의 주에서는 선의를 가지고 CPR을 시행한 사람들 즉, 일반인과 전문가를 포함한 구조자들을 보호하는 법을 제정해 두고 있다. 일명 선한 사마리아인법(Good Samaritan Laws)으로서 정규 연수를 받지 않은 일반인이 CPR을 할 경우에도 해당한다.

✛ 한국에서는 응급의료에 관한 법률 제5조 2항(선의의 응급의료에 대한 면책)을 통해 위급 상황에서 구조자를 보호하고 있다. 다만, 공공장소에서 응급환자의 보호자가 있을 시에는 보호자의 동의 하에 심폐소생술을 실시한다.

생명이 위급한 응급 환자에게 다음 각 호의 어느 하나에 해당하는 응급의료 또는 응급처치를 제공하여 발생한 재산상 손해와 사망(사망 또는 상해)에 대하여 고의 또는 중대한 과실이 없는 경우 그 행위자는 민사책임과 상해에 대한 형사책임을 지지 아니하며 사망에 대한 형사책임을 감면한다.

응급의료에 관한 법률 제5조 2항(2008년 12월 14일 시행)

3. CPR에서 사용되는 의학 용어

✚ 관상동맥 | Coronary

심장을 싸고 있는 혈관으로서 산소가 충분한 혈액을 심장에 공급하는 역할을 한다.

✚ 관상동맥질환 | Coronary Artery

관상동맥이 막히거나 좁아져서 생기는 질환으로 대부분 죽상경화가 원인이다.

✚ 뇌졸중 | Stroke

뇌로 가는 혈관의 일부가 막히거나 파열되어 뇌에 손상이 갔을 때 발생한다. 뇌졸중은 뇌혈관 자체에 생기는 혈전 때문에 발생하기도 하지만 심장 및 다른 곳에서 생긴 혈전이 원인이 되기도 한다. 뇌졸중은 크게 뇌경색과 뇌출혈로 나뉘는데 뇌경색은 죽상종의 부스러기가 뇌혈관을 막아 뇌조직이 죽을 때 발생하며 뇌출혈은 뇌혈관이 터지는 것을 말한다.

✚ 동맥경화증 | Arteriosclerosis

동맥벽이 콜레스테롤을 위시한 지방 성분으로 구성된 죽상반 또는 죽상종으로 두꺼워져서 탄성을 잃고 좁아지는 병.

✚ 대동맥 | Aorta

심장의 왼심실에서 나와 온몸에 피를 보내는 동맥의 본줄기를 말한다. 오름 대동맥, 대동맥활, 내림 대동맥으로 나뉜다. 신체에서 가장 큰 동맥으로 심장에서 신체의 모든 장기에 혈액을 공급한다.

✚ 동맥 | Artery

심장에서 신체 각 부분에 피를 보내는 혈관. 일반적으로 혈관의 벽이 두꺼우며 탄성이 좋다.

✚ 맥박 | Pulsate

심장의 박동으로 심장에서 나오는 피가 얇은 피부에 분포되어 있는 동맥의 벽에 닿아서 생기는 주기적인 파동. 맥박의 빠르기나 강하고 약함 정도에 따라 심장의 상태를 알 수 있다.

✚ 부정맥 | Arrhythmia

불규칙적으로 뛰는 맥박. 심장의 이상으로 일어나는 경우와 호흡의 영향으로 인해 일시적으로 발생하는 경우가 있다.

✚ 심방 | Atrium

심장에 있는 네 개의 방 가운데 위쪽에 있는 좌우의 두 방을 말한다. 심장 윗부분에 있으며 폐와 전신에서 혈액을 받아들인다. 전신에서 돌아오는 피를 받는 곳이 우심방이고, 폐에서 산소를 받은 피가 돌아오는 곳이 좌심방이다.

✚ 심실 | Ventricles

심장에 있는 네 개의 방 가운데 아래쪽 좌우에 있는 두 개의 방을 말한다. 우심실은 혈액을 폐로 보내 산소를 받게 하며 좌심실은 혈액을 전신으로 보낸다.

✚ 심장발작 | Heart Attack

관상동맥이 막혀 혈액을 공급하는 부위의 심근 조직이 죽게 됨. 흔히 심장마비의 원인이 된다.

✚ 심부전 | Heart Failure

심장의 수축 운동이 비정상적이어서 신체의 각 부위로 피를 충분히 보내지 못하는 병적인 상태. 호흡 곤란, 붓기 등의 증상이 나타난다.

✚ 심전도 | Electrocardiogram

심장의 수축에 따른 활동 전류 및 활동전위차를 파상곡선으로 기록

한 도면. 보통 심전도계를 사용하여 심전 곡선으로 나타내며, 심장병의 진단에 매우 중요하다.

➕ 정맥 | Vein

정맥혈을 심장으로 보내는 순환 계통의 하나로서 피의 역류를 막는 역할을 하며, 피부 표면으로 퍼렇게 드러나 보인다.

➕ 판막 | Valve

심장이나 혈관 속에서 피가 거꾸로 흐르는 것을 방지하는 막.

➕ 폐동맥 | Pulmonary Artery

산소를 공급받기 위하여 심장에서 폐로 나가는 큰 동맥.

➕ 허혈 | Ischemia

조직의 국부적인 빈혈 상태.

혈관이 막히거나 좁아지는 것이 원인이다.

➕ 협심증 | Angina Pectoris

심장부에 갑자기 일어나는 심한 동통(疼痛)이나 발작 증상. 심장벽 혈관의 경화, 경련, 협착(狹窄), 폐색 등으로 인해 심장 근육에 흘러드는 혈액이 줄어들 때 일어난다.

✚ 혈압 | Blood Pressure

심장에서 혈액을 밀어낼 때 혈관 내에 생기는 압력. 일반적으로는 동맥 혈압을 가리킨다.

✚ 모세혈관 | Capillary

온몸의 조직에 그물 모양으로 퍼져 있는 매우 가는 혈관. 심장과 동맥을 거친 혈액은 모세혈관을 통해 온몸의 조직에 산소와 영양을 공급하고, 조직 가운데에서 발생한 이산화탄소와 불필요한 물질을 운반한다.

✚ 심장정지 | Cardiac Arrest

심정지와 심실세동을 합쳐서 이르는 말.

✚ 심폐소생술 | CPR: Cardiopulmonary Resuscitation

흉부압박과 구강 대 구강 (Mouth to Mouth)의 구조호흡을 병행해 심장정지나 호흡정지가 된 환자에게 보다 고도의 의료처치가 가능할 때까지 뇌에 산소를 실은 혈액을 계속해서 공급하는 방법.

✚ 콜레스테롤 | Cholesterol (Dietary)

동물의 세포막을 구성하는 기본 물질이다. 그러나 혈액 속에 콜레스테롤이 지나치게 많아지면 동맥이 굳는 증상 즉, 동맥경화증을 유발

한다.

✚ 관상동맥 | Coronary Arteries

심장동맥, 대동맥에서 일어나 심장에 분포하는 두 개의 동맥.

✚ 당뇨병 | Diabetes Mellitis

소변에 당분이 많이 섞여 나오는 병. 탄수화물 대사를 조절하는 호르
몬 단백질인 인슐린이 부족하여 생기는 것으로 소변량과 소변 보는
횟수가 늘어나고, 갈증이 나서 물을 많이 마시게 된다.

✚ 고혈압증 | High Blood Pressure(Hypertension)

혈압이 정상 수치보다 높은 증상.

✚ 심근 | Myocardium

심장의 벽을 이루는 두꺼운 근육.

✚ 동맥폐쇄 | Arterial Obstruction

혈관 속에 각종 노폐물과 지방 등이 엉겨서 만들어진 혈전이 동맥을
막아 혈액의 흐름이 방해 받는 상태.

✚ 폐의 | Pulmonary

허파. 호흡하는 기관으로서 가슴 안의 양쪽에 있으며 왼뿔을 반 자
른 것과 비슷한 모양의 기관이다.

✚ 혈관 | Vessel

혈액이 흐르는 관으로서 동맥, 정맥, 모세혈관으로 나뉜다.

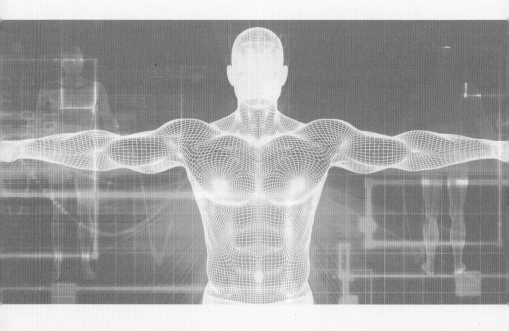

4. 안전사고의 예방과 대응법

자녀가 생기면 가장 먼저 부모가 할 일은 유아와 아동에 대한 응급조치법을 배우고 간단한 응급약통을 늘 집안에 비치해 두어야 한다. 제도적으로 출산 여성에게 기초적인 구급법을 교육하면 좋겠다는 생각을 해 본다.

아동은 물론 성인들도 일상생활 가운데 수많은 안전사고에 노출된다. 간혹 TV 뉴스에 보면 어떻게 저런 일이 일어났을까 싶도록 황당한 사건을 접하게 된다. 충분히 위험을 인식할 수 있는 성인임에도 불구하고 빨래를 널다가 베란다에서 추락하거나 물살에 휩쓸려 사망하는 경우도 있다.

때로는 생각도 못한 상황에서 위험한 일이 발생하기도 한다. 더구나 유아나 아동들이 있는 곳에서는 사고가 생길 위험을 미리 차단하려는 노력이 필요하다. 안전사고의 종류와 예방법에 대해 살펴보자.

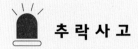 **추 락 사 고**

　가정에서 발생하는 안전사고 가운데 가장 높은 비중을 차지하는
것이 추락사고라고 할 수 있다. 예전에는 아이들이 벽이나 지붕 혹
은 전봇대에 올라갔다가 다치는 일이 많았다.

　이에 비해 요즘은 아파트에 사는 가구가 많아지면서 베란다에서
추락하는 일이 많이 발생하고 있다. 베란다에서의 추락 사고를 예
방하기 위해서는 다음과 같은 사항을 주의해야 한다.

■ 아동이 관심을 가질 만한 물건이나 장난감을 베란다에 두지 않는다.

■ 베란다에 의자나 탁자 등 밟고 올라갈 수 있는 물건을 두지 않는다.

■ 아동이 있는 집에서는 만약의 경우를 대비해 안전창살을 설치하는
것이 좋다.

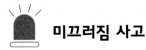
미끄러짐 사고

　미끄러져서 넘어지는 일은 대수롭지 않게 생각할 수 있다. 그러나 노인의 경우 미끄러지는 사고로 인해 사망에까지 이르는 일이 많다. 실제로 노인의 사망 원인 1위가 미끄러짐으로 인한 골절이라는 이야기가 있을 정도다.

　골절로 인해 몇 달간 움직이지 못하고 누워 있게 되면 근육이 소실되어 뼈가 붙은 뒤에도 거동을 못하고 결국 악순환 끝에 사망에까지 이르는 것이다.

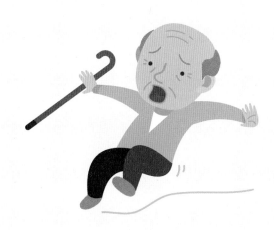

아동의 경우는 몸집이 작고 가볍기 때문에 상대적으로 미끄러짐으로 인한 사고 후유증이 덜할 수 있다. 그러나 머리를 부딪치는 등 치명적인 사고로 연결될 수 있으므로 주의해야 한다.

■ 걸려 넘어지기 쉬운 물건이나 줄 등이 널려 있지 않도록 집안을 정리정돈 한다.

■ 욕실과 욕조 바닥에 매트 등을 깔아서 미끄러짐을 방지하고 욕실용 슬리퍼도 잘 미끄러지지 않는 재질의 것으로 선택한다.

■ 아동이나 노인에게는 욕실 외에 일상 생활에서도 미끄럼 방지 처리가 되어 있는 신발을 준비한다.

약물 사고

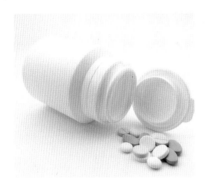

성인들이 사용하는 각종 약물을 식탁 등 아이들의 손이 닿기 쉬운 곳에 두는 경우가 종종 있다. 별생각 없이 청소에 필요한 약품이나 기타 액체로 된 위험 물질들을 욕실 바닥에 두기도 한다.

유아의 경우 손에 닿는 것은 무엇이든 입에 넣는 습성이 있으므로 주의가 필요하다.

■약물이나 위험한 물질은 아동의 손이 닿지 않는 곳에 보관한다.

■유아가 있는 경우 항상 욕실의 문을 닫아 놓는다.

■좌변기의 뚜껑을 닫아 둔다.

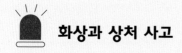 화상과 상처 사고

오래전, 가마솥에 밥을 하고 장작을 때서 생활하던 시절에는 화상 사고가 자주 일어났었다. 요즘은 과거에 비해 자주 생기는 편은 아니지만 가정에서도 사소한 화상 사고가 발생하곤 한다. 그중에서도 밥솥의 증기로 인해 화상을 입는 경우가 가장 흔하며 아동 혼자 가스 불을 켜는 과정에서 사고가 생기기도 한다.

■영유아를 키우는 가정에서는 전기밥솥을 바닥에 두지 않는다. 만일 바닥에 둘 수밖에 없는 상황이라면 휴대폰 등의 타이머 기능을 이용해 밥솥의 증기가 뿜어져 나올 때 아이가 근처에 가지 않도록 조심시켜야 한다.

■가스 밸브를 항상 잠가 두어 아동이 혼자 불을 켜지 못하게 한다.

■무선 커피포트 등은 가볍게 건드리는 것만으로도 작동될 수 있으므로 바닥에 두지 않거나 사용하지 않을 땐 콘센트를 빼놓는다.

■겨울철에 핫팩을 붙이고 자다가 화상을 입는 경우가 있다. 원래 옷 위에 붙여야 하는데 잠자면서 맨살에 닿아 피부가 벌겋게 부어오르고 심하면 고름이 잡히기도 한다. 따라서 복부의 보온을 위해 핫팩을 붙일 때는 맨살에 닿지 않도록 조심한다.

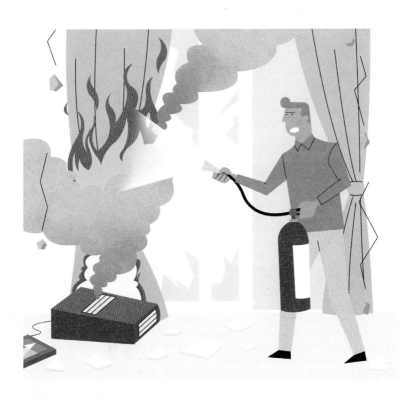

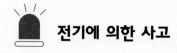

전기에 의한 사고

전기 기구를 높은 곳에 올려놓더라도 콘센트가 아래에 있으면 전 깃줄이 늘어져 있게 된다. 아동이 이 줄을 잡아당길 경우 위에 있는 기구가 떨어져 다칠 위험이 있다. 만일 커피포트 등 전열 기구라면 그 위험은 더욱 심각해진다. 또한, 어린 아이들은 콘센트에 젓가락 등을 집어넣는 등 위험 행위를 할 수 있으므로 각별한 주의가 필요하다.

■ 전기기구를 사용하지 않을 때는 가능하면 플러그를 뽑아 둔다.

■ 잘 사용하지 않는 콘센트는 종이나 테이프를 붙이는 등의 방법으로 막아 놓는다.

■ 콘센트에 누전 방지 장치를 부착한다.

■ 늘어져 있는 전선은 박스나 테이프로 고정해서 아이의 눈에 띄지 않도록 한다.

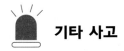 **기타 사고**

✚ 변기 사고

태어난 지 1년 정도 되어 아장아장 걷기 시작할 무렵의 아이들 가운데 변기에서 익사 사고를 당하는 경우가 종종 있다. 변기에 몸을 기대고 물을 만지려던 아기들은 무거운 머리부터 변기 쪽으로 빠지기 쉽다.

변기에 고여 있는 물의 양은 얼마 되지 않지만, 아기는 몸을 움직일 수 없기 때문에 익사할 위험이 있다. 여러 면에서 욕실은 아기들에게 위험한 공간이므로 항상 욕실 문을 닫아 두어야 한다.

✚ 다리미로 인한 사고

성인들 가운데에도 다리미로 인해 돌이킬 수 없는 상처를 받게 되는 경우가 있다. 많은 사람들이 다리미질을 하면서 옷을 뒤집거나 잠깐 자리를 뜰 때 뜨거운 다리미를 세워서 놓는다. 이처럼 위험천만한 일은 없다.

한 예로 다리미질하던 여성이 다른 물건을 가지러 일어서다가 미끄러져 뜨거운 다리미 위에 넘어진 사건이 있었다. 극단적인 예일 수도 있지만 그녀는 일생을 상상할 수 없는 장애를 안고 살아야만 했다.

이런 일이 발생하지 않도록 다리미를 사용할 때는 물론 보관할 때도 절대 세워서 두지 않도록 한다.

✚ 가구에 의한 사고

아이들은 말할 것도 없거니와 성인들도 집안에서 가구 모서리에 찧어 멍이 들거나 심하면 피부가 찢어지는 경우가 있다. 가장 좋은 방법은 가구를 살 때부터 너무 모서리가 예리하지 않고 둥글게 처리된 것을 준비하는 것이 좋을 것이다.

어린 아이가 있는 가정에서는 가구 모서리에 천 등으로 보호대를 부착해서 사고를 방지하도록 한다.

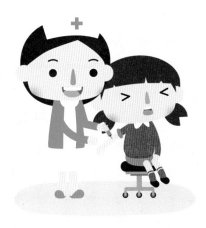

✚ 유리나 화분으로 인한 사고

거실에서 사용하는 테이블 위에 유리가 얹혀 있는 경우가 많은데 어린아이들이 있는 경우에는 당분간 사용하지 않는 것이 좋다. 장난감을 던지고 놀다가 깨지는 등 상처를 입을 가능성이 높기 때문이다.

마찬가지로 화분도 아이의 손에 닿지 않는 곳에 두는 게 좋으며 먹어서 절대로 안 되는 것은 집안에 두지 않는 것이 좋다.

✚ 모빌과 매트리스

유아가 있는 집은 모빌이 달려 있는 경우가 많은데 모빌의 높이
가 너무 가까이에 있지 않도록 한다. 유아의 손이 닿으면 떨어져서
다치는 경우가 있으므로 약 20~25cm 이상 거리를 둔다.

매트리스는 아이가 성장해서 움직임이 커질수록 낮은 매트리스
를 사용하도록 한다.

✚ 식탁보

어린이가 잡아당길 위험이 있으므로 어느 정도 성장할 때까지 식
탁보는 사용하지 않는 것이 좋다.

✚ 주방의 냄비

흔히 가스렌지 위에 조리하던 냄비를 올려 놓고 사용하는 경우가
많다. 이때 냄비의 손잡이는 반드시 벽 쪽으로 돌려 놓아 아이가
잡아당기거나 머리에 부딪치는 일이 없도록 주의한다.

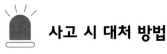 **사고 시 대처 방법**

✚ 정신을 잃고 기절했을 때

호흡과 맥박이 정상이면 시원한 곳에 눕힌 뒤 다리를 머리보다 높게 둔다. 옷의 단추 등을 풀어 혈액순환이 잘 되게 하며 음식과 물은 절대 먹여서는 안 된다.

✚ 넘어져서 골절이 의심될 때

다친 곳이 푸르스름하게 변하면서 부어오르면 얼음찜질 등으로 붓기를 가라앉힌 후 병원에 간다. 만일 다친 곳을 제대로 움직일 수 없거나 모양이 비뚤어져 보일 때는 골절 가능성이 있으므로 딱딱한 부목 등을 덧대어 움직이지 못하도록 한 후 병원으로 간다.

✚ 눈에 이물질이 들어갔을 때

각막이 손상될 수 있으므로 절대 눈을 비비지 않는다. 만일 약품 등이 눈에 들어갔을 땐 식염수나 물로 씻어내고 병원에 간다.

✚ 치아가 손상되었을 때

멀쩡한 치아가 사고 등으로 빠졌을 때는 찬 우유나 식염수에 치아를 담아 30분 이내에 치과에 방문한다. 치아가 깨졌을 때도 깨진 조각을 다시 붙일 수 있으므로 신속하게 치과에 간다.

✚ 벌레나 동물에 물렸을 때

벌에 쏘였을 때는 암모니아수나 우유를 발라 초기 대응을 한 뒤 즉시 병원에 데려간다.

✚ 머리를 다쳤을 때

머리에서 피가 나면 일단 깨끗한 거즈로 지혈한다. 만일 머리를 부딪친 후 구토를 했다면 기도를 막지 않도록 고개를 옆으로 돌려 놓는다. 넘어진 뒤 경련을 일으키거나 손발이 마비되는 증세가 있으면 119를 부르고 구조차가 올 때까지 지시에 따라 구조호흡을 한다.

5. 참고문헌

(사)대한민국 재난구조협회(2008) 재난구조-심폐소생술
American Heart Association. (GUIDELINES CPR ECC 2010) BLS for Healthcare Providers(STUDENT MANUAL)
American Heart Association. (2006) HEARTSAVER FIRST AID with CPR & AED(STUDENT MANUAL)
American Heart Association. (2006) HEARTSAVER PEDIATRIC FIRST AID(STUDENT MANUAL)
American Heart Association. (GUIDELINES CPR ECC 2005) BLS for Healthcare Providers(STUDENT MANUAL)
인터넷사이트
네이버 의학사전(WWW. NAVER.COM)
KMLE(Korean Medical Library Engine, 의학검색엔진)

(재)국민체력센터
자료검색일 2015.01.10
http://www.nfc.or.kr/default.asp

wikipedia(위키백과)
자료검색일 2015.01.10
http://ko.wikipedia.org/wiki/%EC%8B%AC%EC%9E%A5

doopedia(두산백과)
자료검색일 2015.01.10
http://www.doopedia.co.kr/doopedia/master/master.do?_method=view&MAS_IDX=101013000731104

엔하위키 미러
자료검색일 2015.01.10
https://mirror.enha.kr/wiki/%EC%8B%AC%ED%8F%90%EC%86%8C%EC%83%9D%EC%88%A0

13번
http://www.kmle.co.kr/ebook_terminology_view.php?Num=1118&Md=93de57b16350e33e189c3e2c13ab3890&TitleLetter=heart%3A+%BD%C9%C0%E5

14번
http://www.samsunghospital.com/dept/medical/healthSub01View.do?content_id=371&DP_CODE=TS&MENU_ID=003021&ds_code=D0004473&main_content_id=371

15번 http://blog.naver.com/myjooch/50018029221

16번
https://ih.hyumc.com/information/info.asp?cat_no=040100&keyword=%BD%C9%B1%D9%B0%E6%BB%F6%C1%F5&Num=1085&dptCode=&dptflg=&DeptCd=&DptMenuCode=&Search_Text=%BD%C9%B1%D9%B0%E6%BB%F6%C1%F5

17번 http://blog.daum.net/duddb1104

심장마비 http://miniriceball.tistory.com/331?top3

전기쇼크 http://egloos.zum.com/isao76/v/2449583

마약과 과잉섭취 http://polinlove.tistory.com/1085

질식사
http://www.koreapork.or.kr/_RB/_view.html?Ncode=kiup&number=1862&page=7

과도한 알레르기 반응
http://www.bugsbs.com/home/m_view.php?ps_db=0403&ps_boid=6

외상에 기인하는 무거운 용태
http://blog.naver.com/teammidas?Redirect=Log&logNo=220216811596

뇌졸중 http://300iaron.tistory.com/72

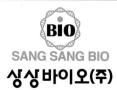